フィリップ・モッセ
原山哲・山下りえ子訳

地域の医療はどう変わるか

日仏比較の視点から

藤原書店

Philippe MOSSÉ

UNE ÉCONOMIE POLITIQUE DE L'HÔPITAL

- CONTRE PROCUSTE -

Préface de Martin HIRSCH

www.harmattan.fr

This book is published in Japan by arrangement with L'Harmattan,
through le Bureau des Copyrights Français, Tokyo.

本書を推薦する

アシスタンス・ピュブリック・パリ病院長　マルタン・イルシ

公共の観点からは、医療は経済的次元から議論されることが多い。すなわち、薬剤の費用、病院の経済計画、医師の診療報酬、医療費の支出、健康保険料、社会保障などについてである。医療費の支出が増えれば、事態は良くなるのだろうか？　私は、自分が管理を務めている病院の財政的ゆとりを夢見ている。(注) けれども、その証拠（エビデンス）は明確ではない。医療システムは、完璧に組織されたとしても、資源（リソース）がなければ、期待されるサービスを帰結しない。他方、組織に欠陥があれば、それは、数十億ユーロによっても解決しないのだ。

注　次を参照。HIRSCH, Martin, *L'hôpital à cœur ouvert*, 2017, éditions Stock.

幸いなことに、われわれは、非常に優れた医療システムに恵まれている。それは、世界で最良ではなくとも、最良のなかの一つなのだ。

しかし、これから重要となる問いが、次のような危険な仕方で提起されている。**第一の危険な問いの仕方は、経済あるいは予算に関する議論のみに終始することだ。**それは、われわれが医療に支出できる国民の富の部分からのみ出発して議論することになる。**第二の危険な仕方は、経済的次元で、議論の袋小路に入ってしまうことだ。**医療に市場におけるような価格がないとすれば、国民が支出できる上限を制限する根拠はなくなる。必要とされるケアに事後的に支払えば、それでよいことになる。

しかし、受け入れなければならない現実とは、次のような対立の存在なのだ。つまり、**ケアと経済、医療の条件と財政の条件、予算の現実からの解放の願望と資源の配分の必要性**という対立である。

このような対立は、それまでのゲームの規則を変えていく。なぜなら規則は完璧ではないからである。あまりに長期にわたって同じ規則に固執することもあるだろう。その結果、その規則のマイナスの結果に耐えられなくなるかもしれない。

国際比較は、それが有用であるためには、医療費の支出の比較にとどまるのではなく、**ケアのクオリティ（質）を問うこと**が重要となる。予算をめぐって、さきの対立から抜け出る解決は、**ケアのクオリティの現実を直視すること**なのだ。

それゆえ、われわれが考察しなければならないのは、膨大な現実である。そして、その現実は、技術的にはむろん、社会学的にも、また政治学的にも、解明が容易ではない。けれども、財政削減の圧力がクオリティを低下させてしまうことを無視してしまうことがあってはならない。それこそが、医療システムを変えることにおいて、不可欠なのだから。(注)

注 フランス共和国大統領、エマニュエル・マクロンによる医療システムを変える戦略に関する講演「私の医療、二〇二二年」二〇一八年九月一三日、エリゼ宮にて。

フィリップ・モッセは、本書において、一九七〇年代からの公立病院のシステムの発展を完璧に考察し、その組織の経済学的かつ社会学的な解明を行っている。そこで、組織の調整の様式を分析し、公立病院が近年において直面しなければならない課題、プロフェッショナルのチームの集合的な力量の課題について論じている。チームは、効率性の概念を取り込みつつ、プロジェクト、そして契約に基づいて行動することになる。病院が地域、都市に開かれることは、病院にとって新たな見方、新たな役割を見出すこととなるだろう。公共の医療、医療技術の進展、患者の受け入れ様式といったことが根底から変わるのである。「ケアのクオリティと適切さ」は、病院の公共サービスのチームにとって、価値観の問題だけではない。それは、医療システムの新たな調整の核心にあることなのである。

「プロクルステスに抗して*」、それは確かだ。

＊　ギリシャ神話に登場する強盗プロクルステスは、捕らえた人々を無理やり寝台のサイズにあわせようとした。原著者は、この話から、医療改革が、政策からの一方的な基準によるのではなく、医療プロフェッショナル、クライアントなど、ひろく当事者との協議によることが重要であると主張する。

日本の読者へ

ほとんどの先進国の医療システムは、新たな課題に直面している。なかでも、**人口の高齢化**は、おそらく最も重要である。高齢者の増加とともに、ケアのニーズは拡大する。平均余命の長期化とともに、同一の患者が複数の病理を抱えるようになり、ケアの状況は、これまでにないものとなっている。

しかし、このようなニーズは、たんに資源の増加によって充足されるわけではない。第一に、資源、とりわけ財政による資源の増加は困難になりつつあり、第二に、プロフェッショナルと市民とのコーディネーションの組織、すなわち**医療システムが質的に変わることが必要**とされているからである。

日本は、これまで、高齢者への援助において、近接性による共同体（家、家族）に依拠してきた。

フランスでは、これまでの歴史において病院が重要であったから、集合的近接性は阻まれてきた。最近において、フランスでは、病院の環境社会との関係が問われ、そのために「ニュー・パブリック・マネジメント」が試みられている。

本書のねらいは、以上の課題に直面しつつ、病院を変えるために、なぜフランスは「契約」（contrat）によるプロジェクトというガバナンスの手順を選んだのか、を論ずることである。すなわち、とりわけ本書の第Ⅱ部で、政策の基軸としての国や地域の機構（Agences）、および様々な医療施設、両者の間の「契約」が、ケアのシステムの調整においていかに重要となるかを示すことにしよう。

本書は、また、次のことを示すだろう。すなわち、それぞれの改革は、その時々の政策の変化であるとしても、歴史の継続の只中に位置づけられているということである。**医療システムの改革が成功するには、**「効率性」（efficience）を志向するにせよ、否、であればこそ、**これまでの制度や実践を尊重しなければならない。**

そうすることによって、本書は、フランスの場合に焦点を置きこそすれ、日本の状況を理解するための一助となるだろう。さらに、本書が、医療を変えるにとどまらず、ひろく社会的コンテクスト（contextes societux）〔歴史、制度などを含めた状況〕に位置づけられた諸問題の解決に寄与するならば幸いである。

二〇一八年一〇月

フィリップ・モッセ

謝辞

本書は、原山哲のプロジェクトと支持がなければ、刊行されることはなかったろう。私は、まず、読者とともに、彼に感謝したい。

日本との比較については、マリーズ・ブーロニュ＝ガルサンの尽力に負っている。

また、二〇一七年三月パリ日本文化会館で開催された「ケア」のセミナーへの参加者にも、感謝したい。

また、本書の刊行にあたり、以下の人々には、多くの助力をいただいたことを記しておきたい。

リーズ・ロシェ Lise Rochaix には、本書の刊行にあたり励まされた。

コリーヌ・グルニエ Corinne Grenier には、最初の原稿を注意深く読んでいただいた。

デルフィーヌ・リュックス DelphineLux には、夏の間に書いた原稿に適切なコメントと提案をいただいた。

ジャン＝クロード・K・デュポン Jean-Claude K. Dupont には、彼の友情から、原稿に的確にコメントし訂正していただいた。

フィリップ・マリニー Philippe Marigny には、刊行の最終的な作業に感謝する。

最後に、マルタン・イルシ Martin Hirsch には、聡明かつ熱心な「本書を推薦する」をいただいたことを記しておきたい。

地域の医療はどう変わるか　目次

凡　例

一　原注には（注）、訳注には＊、＊＊…の印を付し、当該段落末に置いた。
一　訳者による補足は〔　〕で本文に挿入した。

地域の医療はどう変わるか
——日仏比較の視点から

「アプリオリに相違があると考えるなら、共通の基盤を見失う。
共通の基盤から出発すれば、相違は自ずからみえてくる。」

Jean-François Billeter, « Contre François Jullien », Allia, 2006.

はじめに

本書は、一九九七年に刊行された自著を大幅に改訂したものである。旧版の目的は、フランスの公立病院の発展にみられる多様な論理を解明することであった。今日、さらに最近の変化の様相を分析することが必要となっている。この二〇年来フランスの病院が経てきた変化は、概して旧版が説明しようとした動態の継続として考察できよう。けれども、合理化の諸方法と、病院の外に開かれた実践とが発展しつつあり、これまでとは異なる新たなモデルが現れるだろうことを見逃してはならない。

フランスの病院は、公立の果たす役割が大きいが、新たなモデルとは、次のような二重の発展によって特徴づけられる。すなわち、ケアを産業化する、すなわち標準化、専門化するだけでなく、国家の政策によって、ケアに関わるプロフェッショナルに対して、経済的条件が絶えずより課せられる。とはいえ、病院に関しては、「経済的条件」とは、上からの手段の割り当てではなく、合理化を意味する。実際、病院への手段（人的、財政的な手段）は、今日ほど上昇することはなかった。しかし、病院の管理行政は、プロフェッショナル（医師、パラメディカル、行政）に、いっそうの関与が要求される。本書では、いかにして、どのように、これまで二〇年間において、このプロフェッショナルの関与が、「契約」（新たなモデル）という形態をとることになったのか、明らかにしよう。

他方、病院制度の目標は、もはや効果性（efficacité）（パフォーマンス）ではなく、効率性（efficience）（手段の最適な使用）である。* それゆえ、手段、資源の配分の問題は、絶えず再定義される市民の一般的利益の見地から、真剣に検討されるのだ。この挑戦には、フランスだけでなく、すべての先進国の公共サービスが対応しなければならないことである。

＊ 効果とは結果に関する評価であるが、効率性とは費用との関係における評価である。

また、本書は、これまでの一五年間において原山哲（東洋大学）との共同で実施された日仏比較研究の成果でもある。

国際比較については、旧版では論じられなかった。この国際比較の出発点に、一つのパラドックスの確認がある。一方では、フランスと日本の医療システムには「共通性」がある。実際、二つのシステムは、まさしく、世界の最良のシステムに属する。その社会保障制度の歴史的基盤は、ビスマルク・モデルに由来していることから、類似性がある。[*] そして、ケアのクオリティ（質）やプロフェッショナルのコンピタンシー（専門的能力）の水準は高い。システムを変える改革には、ニュー・パブリック・マネジメントすなわち効率性の追求において共通性がある。要するに、二つのシステムは似ているのだ。しかし、他方では、この共通性を別にすれば、驚くほど多くの相違がある。すなわち、病院の在院日数について、日本はフランスの三倍であるのは、どのように説明できるのか？　また、フランスの医療の分業はパラメディカルの専門分化の発展に依拠しているが、日本のそれにおいては、とりわけ看護師が多機能的であるのは、何故か？　さらに、なぜ、公立の病院の入院費は、日本では医療費全体の三〇％であるのに、フランスでは五〇％であるのか？

このような問いに、本書は答えようと試みることにする。

＊　社会保障のビスマルク・モデルでは、給与生活者が属する企業ごとに社会保障制度が構成され、北欧のように市民全体の社会保障制度が税制度に統合されているわけではない。

序論

フランスの病院の多くは公立であり、それらは企業というより、組織、あるいは制度である。今後、病院を対象とする国の合理化政策は、病院からの抵抗というよりは、目標、価値についての異なる考え方に直面するだろう。このような視座から、本書は、病院の分析を提示するのであり、病院を、たとえば、経済的要件と社会的要件との緊張関係を考慮するものとして考察するだろう。そして、技術としての「キュア」と、より広範な実践である「ケア」との緊張関係について考察するだろう。*

＊ 著者は、経済と社会とが分化しても、とりわけ医療においては、経済は社会に統合されることは重要であると考えている。そして、広範な実践としての「ケア」(care, soins)と技術としての「キュア」(cure, soins techniques) とは、しばしば緊張関係にあるとしても、前者が後者を含むとしている。

実際、病院に関する経済的、財政的、管理的な分析は、今日、増えているが、そこで、病院の特殊性が考慮されているとは言えない。これらの分析は、病院組織の領域に対して、産業技術や市場競争の領域において有効であるアプローチ、方法などを試みようとする。このような分析用具や推論は、病院に転用できるか否かは確かではないが、しばしば、不可避と想定される進化、歴史の方向に、病院の現実を適合させようとする。それは、病院や、そこでのプロフェッショナルである行為主体の現実を、企業のモデルに、企業の管理の鋳型に、無理やり一致させようとするのだ。それは、すなわち、古代の神話「プロクルステスの寝台」の現代版に、無理やり一致させようとすることではないか。

ここで提案しようとするアプローチは、「プロクルステスの寝台」の現代版ではなく、病院のあらゆる経済分析は暗黙裡に社会的使命に依拠していることを、擁護するとともに、例証することである。それゆえ、社会的使命を達成することとの道程、そこでの問題点を認識することが不可欠となる。そして、医療の機能が社会的使命に統合されることにおいてのみ、管理の論理は、病院の活動の効果を改善するチャンスがあるだろう。

しかし、ここに、第一のパラドックスがある。効果は、集合的、および個人的なプロジェクトによらなければ達成できない。効果性は、病院の活動のために共同する人々の総体に依存しているのであるから。そして、効果性については、様々な考えが存在し、相互に認識されぬまま対立しているのである。問題は、様々な概念や目標を両立させることにあるのだ。

本書においては、豊富な事例をとおして、多数ある目標の追求について考察することこそが、それらに優先順位をつけ、時間と財政の無駄を避けることになることを示そう。

そこで、まず、時間の次元に留意してみよう。毎日の行為に必要な距離を置いてみることは、行政の担当者、医師、看護師、ソーシャルワーカーにとって、みな同じではない。それぞれの専門領域の内部においてさえ、介入の時間との様々な関係がある。医師、たとえば外科医にとっても、その仕事は協力が必要であり、それは相互に同時に行われ、調整がなされなければならない。このような時間の調整は、救急のときほど真剣に実施される。そのことは、二〇一五年一一月、そして二〇一六年七月のテロによる悲劇、また、二〇一一年三月のフクシマでの震災から知ることができる。医療者は、第一線にたち、協働によって、驚くべき状況のなかで、人々を支え、苦痛を緩和し、生命を救おうとする。

このような極限の状況でなくても、予想外の状況にも迅速かつ効果的に対応することは、複数の介入の時間的な調整にとって必要である。そこにおいては、優先順位をつけることが不可欠となる。生命に関わる医療の救急モデルは、病院におけるすべての実践にとって参考になるものであり、妥当であるとされている。意図的であるかどうかに関わりなく、考慮と時間を要するかもしれない問題を、緊急性の「只中で」取り扱う決定をするなら、すべての関与する者の間での目的と手段についての合意が成り立つだろう。さらに、このように緊急性が宣言されたら、現実について判断するために要する時間はかからない。

視点の多様性についてのもう一つの例は、介入の結果を評価するときに採用される予想である。この問題は、今日、議論の中心にある。病院活動の効果の測定の指標が、徐々に重要となってきている。だが、評価の手順は、ある技術にのみ還元することはできないし、機械的な手続きでもない。肝要なことは、評価は、客観的であるかのように提示されるが、問題と方法に関して選択がなされていることである。測定の指標は、洗練されるほど、測定の結果にかかわる視点を隠すことは出来なくなる。病院の視点が優先されるなら、結果の効果は、患者を選別し、病理と、それに対応する治療とによって患者を分類する可能性にかかっている。そこで、病理と治療とは、生産性と収益性とに対応しなければならない。病院が医療システムの一要素であるなら、「適切」ではない入院を避けることができれば、効果的であるだろう。さらに、公共の保健、地域開発、振興、雇用のいずれに重点を置くかにより、評価は異なるだろう。

第三の例は、これまでの経験、改革、そして進行中の再編成、再組織化である。二〇世紀末以降、企業や組織は、大きな変化を遂げてきた。その組織の内部においては、給与生活者の自律性の発展、人々の参加への呼びかけ、技術革新であり、組織の外部に対しては、再編成、集中であるが、それらの変化は、共同の目標のための闘い、すなわち、競争に勝ち抜くことに結びついているとされている。病院の場合でも、この闘いをすべて回避することはできない。しかし、目標の定義は、病院組織に、その動態に統合されている。医療システムは、競争や市場によって支配されているわけでもなければ、集団主義や集権化の化身によって支配されているわけでもない。このような規制は理論的には考えられるかもしれないが、病院の生産の目標は、たえざる再定義の対象であり、内的には多様なプロフェッショナルの関係に依拠し、また外部の社会環境に依拠している。それらは、個人的あるいは集合的戦略の対象でもあるのだ。

以上のような対立や多様性を考慮すると、緊急性優先による序列になりがちとなるかもしれない。ここに、病院組織の課題がある。本書の意図するところは、次のような二つの確信にある。

第一は、現在の状況は、経済と社会、経済と医療との対立ではなく、会計の次元のみが肥大化した経済的介入という偏った概念に特徴づけられる。今日、財政の論理の支配によって、病院の行為主体（医師、看護師、管理者）は、短期の視点を重視するようになり、効果の帰結の会計的定義を採用するに至っている。このような合意は、財政的アプローチの一つの結果であるかはともかく、管理者たちが主張しているように、現在の状況の与件であり、これまでの考え方であり、言い換えれば外的な条件である。

第二は、病院をその多様性という面で分析するなら、反対に病院が、経済の全体のためのモデルとなるということである。企業に関する文献においては、組織や管理の分析（多様な活動、混合経済、ネットワーク、質の評価など）が豊富にみられる。それは、病院が近年において取り組んできたことでもある。しかし、いままで、このような病院と企業との関連については、限定された狭い事柄の分析に偏っていたのではないか。それゆえ、近年の管理の仕方を導入することが試みられるであろうが、病院こそが、様々な技術や思考の集積する場となるのではないか。

病院のもつ多様性、すなわち、その組織、人員、患者の多様性についての分析から、調整の様式、また経済的、社会的要件の統合が明らかにされよう。(注) さらに、病院の状況から引き出される教訓は、他の経済社会活動の領域においてみられる進化を理解するのに有益となろう。

注　「社会的要件」(missions sociales) とは、公立病院に関わる義務の総体である。すなわち、クオリティの保証されたケアに誰もが継続的にアクセスできるようにすること、貧しい人々、傷ついた人々に注意を払うこと、市民の一般的利益のために集合体から付与された資源を使うこと、である。倫理的には、効率性と公平性の組み合わせが課題となる。

日本との比較は、どのようにして、経済社会改革の収斂とともに、国民的特殊性が合理化の動態を規定しているか、よりよく理解することになるだろう。

第Ⅰ部では、フランスの病院の数量的、質的な進化が分析されよう。一九八〇年代の転換期、すなわち経済成長の減速期において、どのように、国家および行政は、病院の活動における医療サービスの供給、ならびに、その様式を合理化しようとしてきたのかを示そう。第Ⅱ部では、近年において、このような規制が、契約化と地域計画化という新たな原則によって、新たな機会を切り開くのか、が考察されよう。医療の当事者たちが、これらの新たな原則を支持するだけでなく、その原則を活用できなければならないだろう。

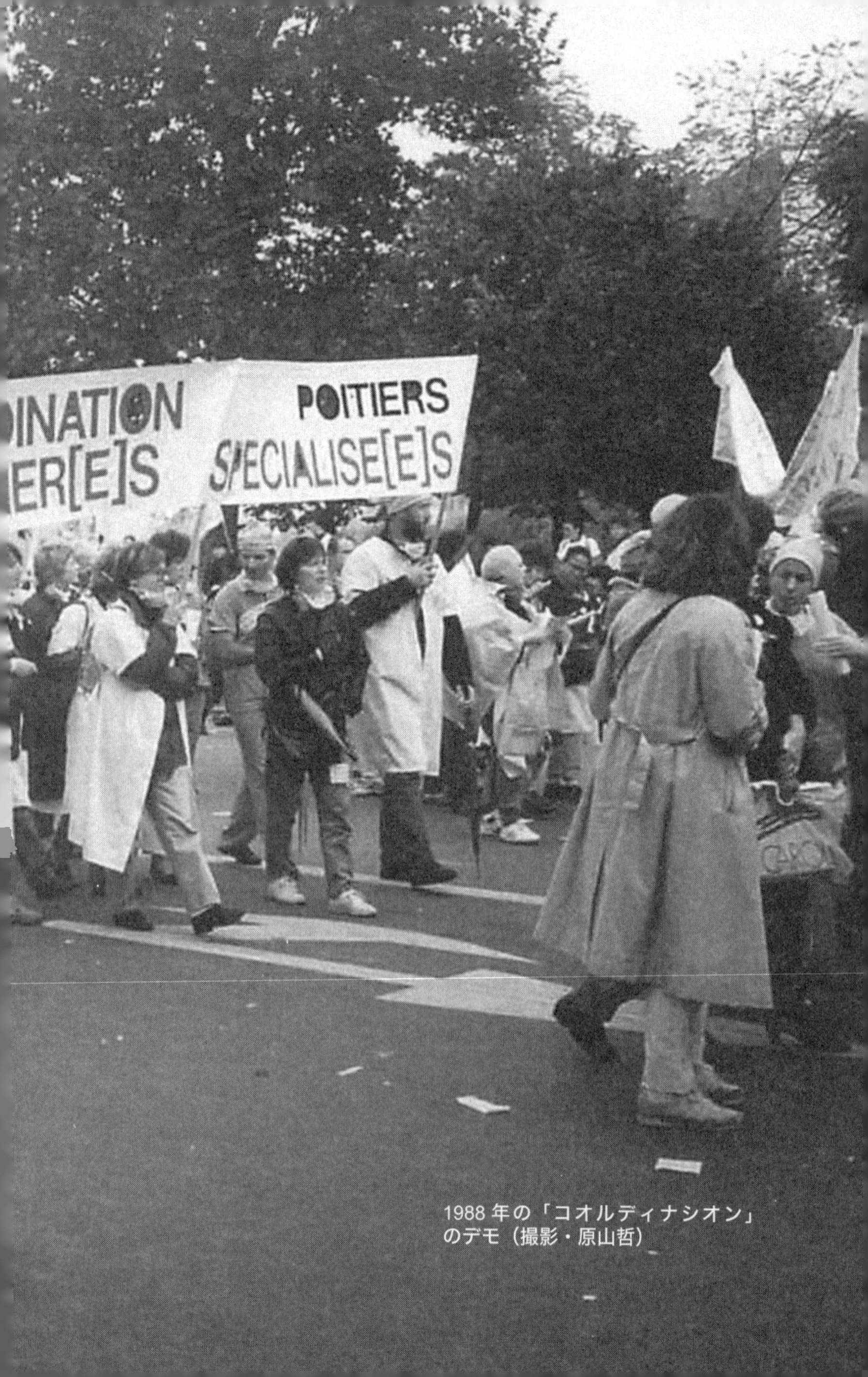

1988 年の「コオルディナシオン」のデモ（撮影・原山哲）

第Ⅰ部　どのように病院は変わったのか？

専門分化から多様化へ

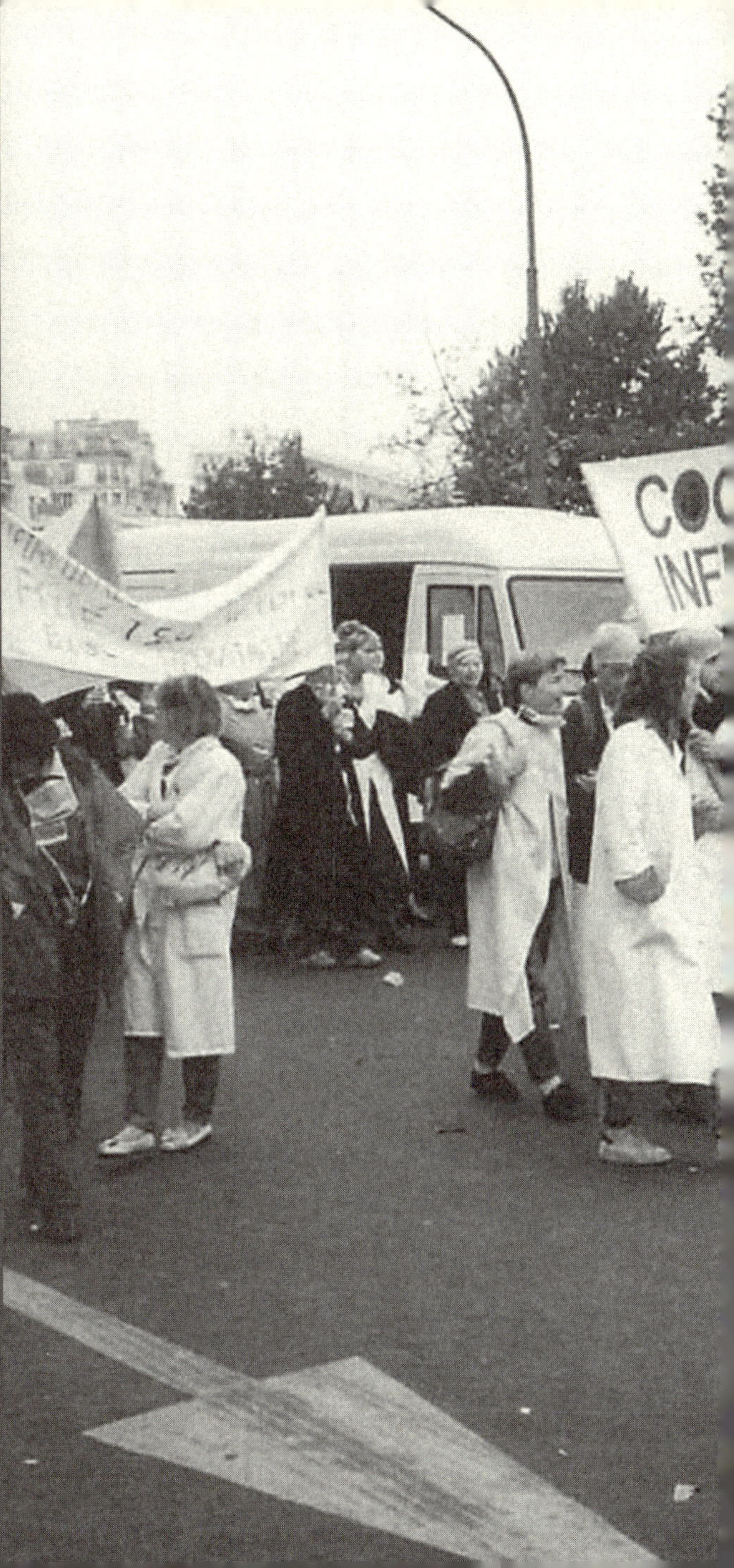

「パリの劇場、コメディー・フランセーズの誤りは、プロクルステスの寝台に役者たちを寝せて、役者たちの身体が寝台と同じ長さとなるべく、同じように演技させていることだ。」

グラニエ・ド・カザニャック、アンジェロ・マリピエリ
V. Hugo, *La Revue de Paris*, 1835, Vol. 17, p. 42.

「よく考えてつくられたもの、……プロクルステスの寝台のようなもの」

Edgar Poe, *La Lettre volée*, Éditions Pocket
(traduction de Charles Baudelaire), 1998, p. 74.

はじめに

公共、民間の病院の活動は、今日、経済の重要な部門である。一〇〇〇億ユーロというフランスのケア全体の支出の大半を占めて、一〇〇万以上の人々を雇用しているからである。当然、多くの議論の的となる。フランスでは、高度成長期が過ぎてからは、今日まで、すべてが沈滞しているようにみえる。しかし、縮小することではなく、発展の仕方を変えることが問われているのだ。なぜなら、拡大を統制し、力を制限し、根拠ある福祉を防衛するためには、病院は、政策、市民、そして医療プロフェッショナルに関わらないわけにはいかないからだ。成長期の時代には、病院システムを成長させることへの暗黙の合意があった。成長は永遠に続き、内外の対立は、「より多く」の成長で解決されると考えられていた。「社会的パートナー」同士である組合と経営側とは、公式に社会保護（社会保障）政策を分担しあうことで一致していた。両者の妥協のなかで、医療プロフェッショナルの論理にしたがって、高度医療を基軸とする病院中心主義（hospitalo-centerisme）が発展し、それは、一九八〇年代初期の福祉国家の危機以降、いまもなお、存続している。この妥協を存続させるには、管理から調整へ、成長から発展へと移行することが必要なのである。

そこで、病院の活動は、数量的に減少させることよりは、その働きの形態を変更させることに直面している。最も劇的な適応の仕方は、病院の提供するサービスの多様化であろう。逆説的にも、この多様化は、街の医療、すなわち外来診療が充分には供給されてこなかったことと関連している。多様化とは、とりわけ、入院に代替できる医療、そして入院日数の削減ということになる。それは、「当然」の進化の結果であると考えられるが、しかし、日本の場合は、そうではないということが示されるだろう。

このような多様化への進化を統御しつつ、促進するには、先進国はラディカルな変化、すなわち人々の自発性重視への変化を選択した。これらの国は、時代の流れにしたがって、自由主義を当然としつつ、それに依拠してきたのだ。アメリカやイギリスのように「革命」という標語のもとであれ、あるいは、ドイツやイタリアのように「自主管理」という標語のもとであれ、その選択は、病院システムの分権的調整なのだ。フランスでは、その進化の形態は、リーダーシップの変化である。すなわち、国家が、病院に対して「支払者」、「忠告者」になりつつある。

しかし、この変化の急激な特徴にもかかわらず、病院は敗北することはないことが明らかにされよう。

このように、病院中心主義は、求められ、そして告発されたのだが、多くの波乱を被ってきたのだ。病院中心主義は、経済的、社会的危機とともに新たな形態へと変わるが、多様な視点からみて、いまなお必要不可欠である。

1　病院と経済成長——両者の相互的関係

病院の医療の供給、その能力、動員される雇用の増加は、大戦後から一九七〇年代中期までの経済成長の時期の中心的特徴である。続いて、頻繁に生起する経済危機（一九七六年から二〇〇八年まで）とともに、後退がおとずれると言われてきた。しかし、このような見方は、今日の病院がかつてと同じではないという事実を、過小評価していることになる。

一　一九六〇年から一九八〇年——経済成長の原動力

先進国の多数派においては、病院の医療の供給は成長を達成した。そして、この医療という特定の領域の進化は、より一般的には、ジャン・フーラスティエ（Jean Fourastie）〔フランスの経済学者、社会学者、1907-1990〕が「栄光の三〇年」と名づけた時期〔第二次大戦後の三〇年間〕の世界経済全体の進化と関連づけられるようになる。フランスの病院は、確かに、国家の政策によって、経済から社会への「転換」へ、すなわち経済成長の成果を分け合う合意へと移行された。

それゆえ、病床数の問題は、多様な利害関心が交錯するとしても、収束点を見出すことが出来た。医療のニーズの充足、科学技術の試験と応用の活用、自治体や国家の政策形成に関わる人々の威信、教育システムによって形成される人材の受け入れといったもののうち、何が最適であるか問わなくてよい状況において、優先されるべきは、ただ量的成長であったのだ。

それゆえ、病院システムは、「栄光の三〇年」に、原動力として寄与したのであるが、今日では、なお活力はあるとしても、その条件やコンテクストは全く変わってしまっているのだ。

有効な妥協

経済成長を生み出すとともに、その恩恵をうけながらの、病院の収容能力（capacité）〔九七頁参照〕の確実な増大は、大戦後のフランスの発展の象徴の一つである。この病院の発展は、都市の景観を変えることから劇的でもある。それは、重要な国民投資の証であり、経済的収益の帰結であるだけでなく社会的目的でもあったのだ。

経済学者、歴史学者のなかには、「レギュラシオン学派」[*]を形成し、この成長の時期について、確実な解釈をおこない、経済的なものと社会的なものとを同一の動態に結びつけた者もある(Boyer, 2015)。このアプローチは、「制度化された妥協」、「ラポール・サラリアール」(雇用関係)といった概念に依拠しつつ、社会保護の役割の重要性について説明した。実際、レギュラシオン学派の支持者たちにとって、経済発展のモデルは、成長に関わる目標と手段をめぐる、社会の主要な行為者たちの間での妥協の実現に基づいている。この妥協は、いったん確立されたなら、行動のための準拠となるのだ。

＊　経済学、歴史学における交渉と妥協を重視するフランスの学派。

それゆえ、フランスにおいても日本においても、社会的保護は、援助や慈善から解放されるなら、労働者に関わることとなる。労働者たちの生活を保障し、労働者たちを成長産業に統合することが重要なのだ。このような保護は、ビスマルクにより一八五〇年代のプロシャで確立されたモデルから発想を得ているのだが、様々な社会階級の利害の収斂を実現させる。それは、ヨーロッパ大陸の、そして日本の明治期の「産業革命」でのことであった。

第二次大戦後の福祉国家(l'État-providence, Welfare State)の出現は、成長の成果の分配は経済成長の不可欠な要素であるという見方の原型に他ならない。大戦後の時期を支配した「フォード主義*」の成長モデルと両立しつつ、福祉の制度は、個人の満足と集合体の福利との両立を保証したのである。「ケアの要求の増加という要因を別にしても、医療の消費の増加は、一九九〇年代初めまで、様々なインフレーションの政策の同盟と関連していた」(J. C. Barbier et Théret, 2009)。

＊ フォード・モーター社に象徴される、生産性の向上が労働者の購買力を高めるという経済モデル。

妥協の条件が定期的に交渉されるという制度的装置によって、病院のサービス供給の量的発展にたいして有利となるコンテクストが生まれた。さらに、この供給は、人的資本への投資の政策を伴っていた。健康の向上を通じた労働者の生産性の向上が課題となり、彼ら・彼女らの購買力の増加をもたらしたのである。医療の消費の一サンチーム(旧貨幣一フランの一〇〇分の一)は、内部(ケアそれ自体の質と量)および外部(生産性と消費の向上をとおして医療の収益は企業、経済の全体を利することになる)への効果からみて、収益の向上をもたらす。

この時期の経済の動因の他の領域に対して――フランスにおいては軍備や核エネルギー開発と比較するなら――病院部門への投資の増大から期待される医療の向上は、世論による正当化は必要ではなかった。医療は、むしろ、当然なこととして要請されるものであった。実際、人々は、原子力発電所が自宅の近くに建設されることには反対する。だが人々は、病院が閉鎖されたり、病院の規模が縮小されたりすることに対しては、街頭でのデモをするのだ。ケインズの政策に一致して、病院サービスの供給の量的成長は、国家の強力な主導によって、必然であるとともに恩恵をもたらすものであった。

表1　1960年から1980年におけるフランスの病院部門の成長

	1960年	1970年	1980年
医療費／国内総生産（%）	3.00	5.40	7.20
病院／医療（%）	38.60	45.70	54.20
ベッド数（千）	451	537	597

（Annuaires statistiques du Ministère de la santé 参照）

実際、医療費全体における病院サービスの支払いの部分は増加し続け、一九六〇年には医療消費全体の三五%を病院サービスが占めていたが、一九八〇年には五〇%を超えたのである。この進化は、さらに、国民の富全体における医療の支払いの部分が増加したことと対応している。この部分の比率は、一九六〇年から一九八〇年の二〇年間で倍増し、一九六〇年では国内総生産の三%であったのが、一九八〇年では七%となったのである。

表1は、一九六〇年から一九八〇年の時期における進化の指標について示している。

この統計数値が示しているように、この時期において、医療の病院中心主義は明白であった。一九六〇年から一九八〇年において、病院は、医療消費の増加に貢献したのである。

フランスにおいては、「一九五〇年から一九八五年の期間は、あらゆる部門の成長により特徴づけられるが、それは、とりわけ病院サービスの消費であり、毎年、平均一六%で増加したのである」（Le Garrec et al., 2013）。

この数量的な急成長に、質的な変化が加えられる。「病院の人間化」(humanisation des hôpitaux) の名の下で、病室の個室化を推進し、複数の患者のための病室を廃止し、老朽化した病室を再建して、医療技術の基盤を確立したのである。一九六〇年から一九八〇年において、複数の患者のための病室は、四〇万から七万に減少した。一九八〇年の病院は、一九五〇年の病院とは、全く異なるものとなったのである。

病院の建築構造も変貌した。まず、大病院では、入院の占める部分が減少し、技術、外来、管理などの部分が増加した。それは、病院の会計にも反映され、病院の消費の八〇%を占めていた宿泊の部分が、六〇%となったのである。

病院は、宿泊と世話の場から、技術的な財とサービスの生産の場へと変貌した。病院は、理論的にも政策的にも、社会的使命に依拠していたが、一九六〇年代において、専門分化した技術的機能へと転換するのである。この転換は、不可逆的な動態であり、多数の細分化(医療における制度間、職業間、そして社会全体の医療部門と他の部門との間の)を生み出した。これに伴い、病院の雇用は、能力と業務の専門化へと変化することになる。

専門分化への道

一九六〇年代から一九八〇年代において、フランスの医療施設で働いている人々の数は、三〇万から一〇〇万へと増加した。この成長は、直線的ではなく、雇用の形態は変貌し、専門分化、そして多様な地位の統合を実現することになる。

今日の看護師の職務、資格は、一九五〇年と比べることはできない。変化の現実は、人員の比較をするだけでなく、職業教育の長期化に留意することで明らかになる。雇用構造からみれば、一九六〇年から一九八〇年において、「医療の学校」(écoles de santé)(注)から与えられるディプロマで、エード(aide-soignante)* を除く全体のなかで、看護師のディプロマの占める部分は、九三%から五五%へとなった。この変化は、多様化の増大であり、専門化が医療にかかわる職業の発展を特徴づけている。一九五六年にエードの教育が確立し、一九六九年から一九七七年においては、検査技師、放射線技師、作業療法士の教育が生まれた。

注　「医療の学校」とは、フランス厚生省の管轄下の教育施設であり、認証のための厚生省の審査を毎年受ける(Cf. Delaporte et Gottely, 1995)。

＊　看護師の補助者であり、清拭などを行うが、日本では少ない。

それとともに、パラメディカル部門でのディプロマの取得者数は増加し続け、一九六〇年と比較すると、一九八〇年には数倍の人が取得している。そのほとんどは、病院内での仕事に関わるものである。けれども、それは病院にかぎらずフランス社会全体の変化であり、バカロレア(高等学校卒業資格証書)、さらに上級技術者証書(BTS)、技術短大卒業証書(DUT)

の取得者数も、同様に増加している。

このような成長にともない、被雇用者が企業の発展と結びつき、社会全体で重要な位置づけをもつようになる。そこでは、継続的教育の発展と、社会保護（社会保障）の充実が見逃せない。

このような状況において、「公立病院の位置づけ」は、一九八六年一月九日の法により、社会党政権によって明示化される。それは、労組などの社会的要求に応えるものであるが、プロフェッショナルの広域での移動を容易にするとともに、彼らを公立病院群の組織に統合することになる。

とりわけ、医師は、この政策から恩恵をうける。すなわち、医師たちを公立病院に惹きつけ、確保しなければならない。すでに、大学病院センター（Centre Hospitalo-Universitaire, ＣＨＵ）の創設された一九五八年から、一九八〇年において、人口一〇〇〇人当たりの医師の数は倍増していた。

そして、病院は、医療の専門性の応用の特権的な場となる。一九五八年の大学病院センター（ＣＨＵ）の創設、それに続く病院改革の法は、病院に、治療のための科学技術を優先する方向づけを与えたのである。

病院システムの発展は、専門化であり、医療の専門領域の数が増加し、専門医の数も増加したのである。この専門化は、メディカル、パラメディカルだけでなく、管理、マネジメントにも関わっている。

従来は、病院の管理者としての病院長は、病院の内部の出身であった。すなわち、大部分は、同一の病院で経歴を形成してきた人たちであり、管理のすべての階層を経て、病院長の職務に到達していたのである。* それゆえ、「管理階層出身の院長」は、承認、それゆえ正当性、そして、しばしば能力を欠いていたので、病棟の医長の要求に抵抗することは出来なかった。このようなことは、成長期においては大きな問題はなかったろうが、その後は、合理化の妨げとなったのである。

* フランスの病院の院長は、他の欧米の諸国の病院と同様に、医師ではなく、行政・管理の領域のプロフェッショナルである。日本においては、病院制度が生まれた明治の時代から、院長は医師である。

公立病院で、医師をはじめとするプロフェッショナルの官僚制の只中で、権力と威信を保つのに必要なのは、「病院長」の職業団体を構築することであり、その基盤は、病院長の養成を単一の国立大学校とすることであった (Mintzberg, 1982)。国立公衆衛生院 (École Nationale de Santé Publique) と名づけられた大学校は、一九四五年、ブルターニュのレンヌに設立されていたのだが、病院長を養成するようになるのは一九六〇年代半ば以降のことである。(注) その教育は、技術的専門化、マネジメントの能力を結合し、政治学、法学、経営学を志向していた（Schweyer, 2005）。

注　のちに、二〇〇四年において、公衆衛生高等研究院（École des Hautes Études en Santé Publique）となり、研究活動が重視されるようになった。

けれども、病院での専門化への道は、二重のピラミッドの構造を構築したのである。第一に、大学病院センター（CHU）を頂点とする構造、そして、第二に、病棟の医長であり大学の教授である医師を頂点とするプロフェッショナルの構造である。「自由開業の一般医からは区別された大学病院というエリートの創出は、プロフェッショナルの空間を分断することになった。それは、深められ専門化された知の発展、細分化した専門性の出現であり、プロフェッショナルの共同体を、堅固で階層化されたカテゴリーへと分割することになるのである」（Charpk, 2000）。

それゆえ、病院の問題の二つの専門家、病院長と専門医の判断が重要とされるようになった。それによって、「病院は、……サービスの供給の収容能力を増加することが出来るようになった。しかし、必ずしもニーズを考慮していたわけではない」（Souteyand et Contandrionoulos, 1996, p. 110）。

二　一九八〇年以降──経済危機が価値を転換する

病院は、成長の一要素であり、また成長の果実を享受していたが、今日、病院はコストとなり、国民経済にとって負担であると考えられるようになり、国民社会の競争力、すなわち「経済戦争」におけるフランスの立場を危機に陥れると言われるようになる。

経済的コンテクストの変化

従来の指標によるなら、医療への支出の効果は、時間とともに、また、それまでの支出とともに減少する。これについて、二つの例をみてみよう。

第一の例は、国際比較から引き出される。これまでの多くの研究によれば、国民の富と平均余命とは相関する。それゆえにこそ、北半球の諸国は、南半球の諸国よりも平均余命が長いのだ。しかし、両者の関係には限界があり、貧困な諸国での医療への支出は、発展した諸国での支出よりも、効果を帰結する。

第二の例は、医療への支出がもたらす生産性への期待である。以前は、医療への支出の正当化は、医療の水準の増加が生産性の水準の向上を意味するということにあった。このような政策が成功したこともあって、今日では、医療の消費の主要な部分は、高齢者、すなわち非就業者のためとなっている。経済的観点からすれば、人的資本の収益は国民の富となるが、それは減少しているのである。しかし、より一般的には、医療費の効果は、経済、あるいは技術の問題であり、正当性に関わる社会政治的問題である。

実際、ますます経済的価値に依拠するようになっている社会において、「公的医療」である行為の「収益」の正当化が重要となるのだ。しかし、とりわけ医療の領域においては、帰結、すなわち効果の評価、および、その定義が問われる。医療システムの「アウトプット」の尺度についての合意がなければ、評価の数値について慎重にならざるをえない。指標の選択次第で、政策の如何が左右されることになるからである。

「平均余命」は、もはや、普遍的な指標ではない。第三世界では、経済と医療の進歩を評価する上で、いまなお妥当であるとしても。普遍的な医療の指標として、質調整生存年(Quality Adjusted Life Years, QALY)の使用についての合意が確立したように思われる。それは、生活の質によって調整された生存年数である。

このような「医療-技術」の評価は、あれこれの医療への出費、あれこれの医療政策を比較することとなる。しかし、その目的は、経済的計算という責務を負っているのであり、経済的パフォーマンスの指標を使用する。評価の分析は、医療の政策行動を、費用と帰結から判断する。

このように、評価においては、効果は効率に取って代わられたのである。

生産性の増加

今日、フランスでは、一五〇万近くの人々が病院で働いている（一九七〇年では三〇万人にすぎなかった）。そして、人件費は急速に増加し、いまや病院予算の三分の二を占める。

顕著な発展は、一九八〇年代以降、雇用の形態が変わり、今日、きわめて多様な地位、すなわち多様な労働関係が現れたことである。そこで、まず、人員の減少というよりは、増加傾向の鈍化がみられるのである。そして、病院の雇用は、全体として微増を続けているが、カテゴリー別にみれば細分化しているのだ。

一九八三年から二〇〇九年にかけて、エード（Aide-Soignant, ＡＳ）の数は、毎年、平均して二・五％増加し続けた。管理業務の人員の増加は、毎年平均一・七％、薬剤師は二％であった。しかし、患者の搬送、食事の運搬など担当する病院サービス職員（Agent des Services Hospitalier, ＡＳＨ）のポストは、手術台の修理などを担当する医療技術職員のポストと同様に、毎年一・五％減少したのである。病院における公共部門と民間部門とを比較すれば、前者では総じて毎年一％の増加であったのに、後者では毎年〇・二％の減少であった。

このような傾向の背景は、一つには、人員のカテゴリー間の移動である。病院サービス職員（ＡＳＨ）は、内部昇進と研修によってエード（ＡＳ）になり、また、さらに看護師となったのである。けれども、このような変化には、一定の職務を外部に委託することもあることに留意すべきであろう。

他方、管理の人員は、とりわけ大規模病院において、着実に増加した。一九九〇年から二〇〇〇年にかけて、病院職員の医療者を除く全体の一〇％と安定していたが、二〇一二年には一三％となった（常勤換算での数値）。

医師、看護師も、同様に着実に増加した。医学部の入学定員は、一九九三年の三五〇〇から、二〇〇五年の七〇〇〇（二〇一七年の八〇〇〇）へと増加した。看護学校の入学定員は、一九八〇年から二〇〇〇年においては二万であったが、いまや、三万となっている。

医師、看護師という二つのプロフェッショナルは、病院での実習が、在学中もその後も義務づけられている。自由開業であれ、雇用されるのであれ、あるいは、両方を兼担するのであれ、新卒の医師、新卒の看護師は、少なくとも四年間、公的病院で働くこととなっている。

かくして、医師以外の人員は、二〇〇四年から二〇一〇年の間に、三・二％増加した。医師はといえば、公立病院で一四％、私立病院で一五％増加したのである。

このような変化は、生産性の問題を提起することになる。合理化の時代において、生産性の向上は目標であり必要でもある。さらに、生産性の尺度が依拠する基準が適切でなければならない。一九八〇年代以前においては、生産性の評価に用いられる指標は、人員（メディカル、ノン・メディカルとも）との比較からみた、四つの項目（受け入れ患者数、診療日数、入院期間、病床占有率）であった。

このような指標による評価の結果は、施設によって様々であった。今日でも、このような基準（たとえば病床と人員との比率）が推奨されている。けれども、この基準の実際の意味するところは、現場からみれば、常に同一ではありえず、また施設、病棟によって様々であり、時間・空間が変われば同じではない。

二〇〇〇年において実現した、週労働時間の三九時間から三五時間への移行は、ノン・メディカルの人員を一〇万人増加させるはずであった。しかし、実際には、労働時間の短縮後三年間の期間の雇用の増加は三万人であった。その結果、ノン・メディカル一人当たり年七日に相当する残業に頼ることになった。

これについて、クランクラデールは次のように述べている。「それから、毎年、雇用の増加が続いた。二〇〇八年には常勤換算で一一万人の増加となった。医療の組織と雇用が活動の成長を維持しつつ週三五時間体制に前向きに適応したのである。最終的には、生産性の成果が、活動の増加を吸収したのであろうか」（Kranklader, 2017）。

資源を最適に割り当てるには、詳細な情報の収集とともに、厳密で妥当な分析を必要とする（たとえば、コブ・ダグラスのタイプの生産関数を使用）[*]。二〇〇二年から二〇〇七年において、ＭＣＯ（Médecine, Chirurgie, Obsterique, Odontologie: 一般内科、一般外科、産科、および歯科）についての研究をみれば、一方では、病院間の生産性の差異があるが（小規模の病院ほど生産性が低い）、その差異は縮小傾向にある。他方では、使用された経済モデルによれば、生産性は八％から一一％に向上している（Studer, 2012）。

* 一九二〇年代、アメリカのＣ・Ｗ・コブとＰ・Ｈ・ダグラスによって考案された生産関数。

労働条件は悪化したか？

以上のようなコンテクストにおいて、労働における満足感の問題は非常に重要である。いかにも、フランスの看護師の労働条件は、二〇年前に比べれば改善された。フランスの看護師は、歴史的な闘い、とりわけ一九八八年の「コオルディナシオン」（coordination）の闘い[*]、それの継承によって、地位の向上を獲得してきた。今日、「燃え尽き（バーンアウト）」の感情が拡大しているのは、一つには、逆説的であるが、地位の向上の達成の帰結かもしれない。看護師のプロフェッショナルの空間が拡大するなら、期待や要求（承認、キャリア、自律性）も重要となるからだ。しかし、生産性の追求による変化は、効率性に関して、より広範な視野から見直す必要があるのではないか（Acker, 2005）。

＊　一九八八年、フランスの看護師たちが、教育水準の同じ他の職業に比較して給与が低かったことから、労働組合だけでなく広く「コオルディナシオン」と呼ぶ連絡組織をとおしてストライキをおこない給与を上げることに成功した（「訳者解説」参照）。

個人のレベルでは、パートタイムは、業務の大変さを補う有効な手法である。それは、とりわけ、人生において職業活動が長期化することへの補償である。一九九三年において、看護師は、一七％がパートタイムで働いていたが、二〇一〇年には、二五％に増加した。この比率は、四〇歳以上の看護師では、さらに高くなる（三〇％）。業務の大変さに対して、集合体のレベルでは、一九八八年以来、社会運動は、看護のプロフェッション全体にひろがった（Kergoat, 1992）。

看護師と同様、エードも、このような業務の大変さから免れてはいない（Arborio, 2012）。二〇一一年の調査によれば、労働関係のアンビヴァレンスがみられた。一方では、「一〇人中九人のエードが自分の職業に『誇りをもっている』、あるいは『どちらかといえば誇りをもっている』と答えている」。他方、「五人に三人が、労働条件に不満か、非常に不満と答えている。（…）バーンアウト〔燃え尽き症候群〕が、他の職業よりも頻繁にみられる。（…）エードは、承認の欠如の感情をもっている。（…）エードの専門性とはいえない知は、ケアのチームでは価値があるとされていない」(Canasse, 2011)。

M・イルシは、次のように、パリ・アシスタンス・ピュブリック*(Assistance Publique)の病院長の証言を引用している。「この半世紀、労働条件は改善された。だが、近年においても、ケアに従事する人々は、着実に仕事を果たしているとしても、病院における不満足の感情は、否定できない現実なのだ」(Hirsch, 2017, p. 31)。

* パリ地域の公立病院は、アシスタンス・ピュブリックとよばれる病院群に統合されている。

欠勤率は、このような不満足の感情の指標である。欠勤には多様な原因(個人的か集合的か、身体的か心理的か)があるとはいえ、仕事の負担の圧力を、一時的にせよ回避する手段であるのだ。フランスの病院についての『社会報告 Bilans sociaux』(2014)によれば、ノン・メディカルの欠勤率は九%、すなわち一人当たり年間三〇日となる。そして、欠勤率が最も顕著な職業はエードであり、大学病院では一〇・四%となっている(看護師は七・八%)。

このような困難な労働条件にもかかわらず、労働組合への加入の比率は高くない。公立病院の組合参加率は一八%であり、フランスの被雇用者全体では一一%である。だが、公務員全体では二一%なのだ。看護師の調査では、看護師は、労働組合が労働組織の問題に取り組んでも、労働条件を改善する可能性に疑問をもっている。看護師は、「プロフェッショナルの空間」によって与えられる機会に期待している。そして、自分たちの行動が、この空間の可能性を拡大できると考えている。すなわち、仕事のリズム（パートタイム、夜勤など）、職場の変更が可能であると考えているのだ。毎年のノン・メディカルの「離職率」は、一〇％である（以上の統計数値は Drees 参照）。

さらに、正規雇用の従業員数は、国家の基準によって制限されている。従業員の雇用は、ますます、短期契約となっている。しかし、このような国家の政策決定は、財政的理由からであることが、充分に認識されてはいないのではないか。今日の経済的状況においては、病院長は、このような政策において、次のような矛盾の解決を見出している。すなわち、予算に負担をかけることになる正規雇用の人員を増やすことなく、他方で、人員を増加する必要に対応することである。

実際、非正規の雇用は、病院に与えられた自律性の代償である。一般的に言えば、まず、非正規の労働者は、労働者全体の二・五％のままである（以上の統計数値は Insee 参照）。しかし、その比率は、正規雇用者の毎年の増加を上回っている。近年は、伝統的な正規雇用が増加せず、非正規雇用が増えている。すなわち、期限付きの雇用契約（Contrat à durée déterminée, ＣＤＤ）の増加である。

このような状況においては、従業員を、既存の集合体に統合することは容易ではない。非正規雇用は、ケアのチームにおける人間関係の問題を引き起こすと同時に、新たな実践の試みとは対立する。この新たな実践の試みは、少なくとも中期において、チームすべてのメンバーの動員、関与を必要とする。

2　供給の多様化

同時並行的に、一方では、病床数や常勤雇用者数という伝統的指標の増加が縮小、抑制されるとともに、他方では、病院の当事者たちがケアを産出する方法自体に、代替的な方式を考え出している。

この二つの推進力は、相互に補強しあうものである。しかし、拡大期が、この多様化の運動の開始と同時に起きたという事実を、強調しすぎるということはないだろう。介入方式の多様化は、手段の不足への回答とは考えられない。同様に、医療の専門化の構造的な発展とも対応しているのである。

経済危機が契機となり、またプロフェッショナルからの要請によって、医療サービスの供給は、多様化にむかう。病院の活動が多様化され、そして、病院外の場でも多様化されたケアは、病院の活動を中心としてケアの経路を構築することになる。

新たな医療の組織化は、多様な様式の発展によるが、それは、病院を外に開かれたものとし（入院を代替する二四時間未満の部分入院、在宅でケアを提供する在宅入院 Hospitalisation à domicil, ＨＡＤ）、それだけケアの技術的内容は短時間に集中化されたものとなる。

一　病院が入院外診療に投資する

従来の入院のモデルは、衰退しつつある。これまで、町の開業医、病院への入院、そして在宅、といったモデルが存続してきた。けれども、技術的なケアを中心に、ケアの経路が多様化され、そこに、様々なプロフェッショナル、施設が活用されるようになる。ケアの経路は、外来診療でのコンサルテーション、また昼間だけの部分入院である。また、福祉施設への入所が考えられる（依存状態の高齢者の居住施設 Établissement d'Hébergement pour Personnes Âgées Dépendantes, ＥＨＰＨＡＤ）。さらに、医療や生活援助によって、患者の在宅での自律が出来るだろう（在宅看護システム Systeme des Soins Infirmiers à domicil, ＳＳＩＡＤ）。

表2　病院の部分入院（24時間未満）診療の受け入れ数の進化

分野＼年	2000	2006	2014	2000 ～ 2014年の増加率(%)
内 科	7,392	9,506	14,264	93.00
外 科	7,641	10,039	16,300	113.00
産 科	898	982	1,377	53.00

短期入院

病院での「外来診療」は、急速に増加するようになった。いま、専門医による外来診療の四分の一を、病院がおこなっている。さらに、最近一〇年のあいだに、病院での一般医による外来診療は八〇％増加した。このような病院での外来診療の際に実施される医療行為も、三〇％増加したのである。

病院での入院や、二四時間未満の部分入院の病院での滞在において、技術は、滞在期間の短縮を帰結し、内科、外科、産科（Médecine, Chirurgie, Obstérics, MCO*）の病床数が減少しても、滞在の件数は増加する。技術は、とりわけ洗練された機器による検査の増加にみられる。

＊　一般内科、一般外科、産科、さらに歯科（Odontologie）は、二四時間未満の部分入院、昼間入院が多い。

それぞれの滞在は、数時間に短縮し、人工透析、化学療法の場合も同様である。

表2におけるように、病院の部分入院での患者の受け入れは、二〇〇〇年から二〇一四年で倍増した。他方、病床数は二八％減少したのであ

る。

民間の病院においては、とりわけ外科の外来診療の受け入れが急増した。その結果、二〇一五年においては、民間の医療機関の外来診療の八〇％を外科診療が占め、他方、公立病院の外来診療では、外科診療は三〇％となった。白内障の日帰り手術は、二〇〇〇年においては、ＯＥＣＤ諸国では六割を占めていたが、フランスでは半分の三割であった。一四年後には、日帰り手術は、ＯＥＣＤ諸国を上まわるようになったのである（フランス八七％、ＯＥＣＤ平均八三％）。フランスでは、この手術の四分の三が、民間のクリニックで行われている。

このような直接的な収益の論理は、民間のクリニックでは支配的なのだが、公立病院の財政のバランスにも影響を与えている。

実際、公立病院では、「部分入院・宿泊なし」の医療は非常に増加し、財政的問題が医療的問題自体より優先されるようになったのである。それゆえ、二〇一七年の春、一定の昼間入院（二四時間未満の部分入院）の収入を、外来診療の収入と同じ水準に引き下げるというプロジェクトに対して、抗議の叫びが起こったのであった。フランス病院連盟（Fédération Hospitalière de France, ＦＨＦ）が言うところによれば、それは、二つの帰結をもたらす。短期的には、病院は重要な収入源を失うだろう。中期的には、昼間入院は減少するだろう。「入院に代わる手法が、明らかにクオリティと効率性のために採用されなければならない」（FHF, 2017）。

一九九〇年代末からの医療の形態の多様化は、医療の費用の軽減の方向での実践の多様化に他ならない。しかし、このような変化は、従来の入院の位置づけと役割を変えることを必要とする。まず、入院期間の大幅な短縮である。最近のデータによれば、「内科、外科、産科の平均部分入院期間は、一九八〇年から二〇一一年までの間に半減した（日中のみの滞在で、一九八〇年において平均一〇・二日、二〇一一年において五・一日）。……そして、精神科においては、三・七分の一となったのである（一九八〇年において一〇五・七日、二〇一一年において二八・九日）」（IRDES, 2015）。

他方、一九八〇年から二〇〇五年にかけて、外科の入院滞在平均期間は、公共部門で八・二日から五・六日へ、民間部門で七日から四・九日へと減少した。内科でも、同様に、公共部門で一〇・二日から六・九日へ、民間部門で一四・七日から七・八日へと減少した。

長期入院

しかし、以上の変化から、病院が医療の経路に対する統制を失うと考えてはならない。それどころか、患者を受け入れる形態の多様化は、病院に、より拡大した行動の範囲をもたらすことになる。かつて、病院での入院は、家庭医の継続的な医療において、中継点での技術の支柱であった。いま、病院における入院は、病院の医師による治療の全体の経過のなかに位置づけられている。

長期施設の「居住者」の人数（そのうち八五％が高齢者施設ＥＨＰＡＤ）は、二〇〇七年の六五万から、二〇一五年の七三万に増加した。その半数は公共の高齢者施設で、二五％は民間の施設である。高齢者施設の「経済モデル」の財源は多様である。ケアの財源は医療保険であり、生活費は地方自治体と患者本人である。

このような進展は、依存状態にある高齢者の増加によって説明できる。それとともに、短期、中期のケアサービスからの高齢者の引き受けが増加していることにもよる。入院後の再適応のための施設に在所する人が増加している。そこで在所する人の平均年齢は七五歳である。在所する人の四分の一が、その年に一度以上入院している。他方、まだ多くはないが、在宅入院（ＨＡＤ）もケアの経過に関わっている。

このように、急性期に対応する病院は、入院の期間を短縮し、病院医療の周辺に新たなニーズをつくりだす。急性期の短期の入院の病床数は、一九八〇年における一〇〇〇人につき六床から、二〇〇五年における三・七床、そして二〇一五年における三・二床へと減少している。

この変化は、当然のことながら、需要によるようにみえる。しかし、このような変化は、他の国々ではみられないのである。

入院の期間が、とりわけ長いのは日本である。それは、例外と言うよりは謎のように思えるのだ。けれども、この入院の長い期間を、その国のコンテクスト、とりわけプロフェッショナルのコンテクストから解明する必要があるだろう。

二　入院の平均期間（ＤＭＳ）——日本という例外

入院の平均期間（durée moyenne de séjour, ＤＭＳ）を日本と他のＯＥＣＤ諸国とで比較すると、その差は大きく、また持続的である。しかし、この日本の例外という事実は異例というわけではない。

日本の平均入院期間——一つの現実

ＯＥＣＤのデータによれば、日本における急性期の患者のための施設の入院の平均期間は二週間を超えるが、フランスをはじめ他の国では五日間にすぎない。たしかに、**表3**においてみられるように、その差は二〇世紀末から縮小してはいるが、今なお大きいままである。

このような日本の例外を説明するために、ＯＥＣＤの専門家たちは、効率性という別の指標に着目する。すなわち、人口当たりの病床数である。彼らの考えによれば、日本の例外は、「病床数が過剰であることによるのであり、また、患者を必要以上に長期間入院させる病院の財政

表3　日本とフランスにおける入院の平均期間（日数）

国―入院施設　年	1985	1995	2005	2014
日本―全ての入院	54.2	44.2	39.1	32.0
日本―急性期入院	―	33.2	19.8	17.0
フランス―全ての入院	18.1	14.1	13.4	12.5
フランス―急性期入院	8.6	6.2	5.4	5.2

構造による」(OECD, 2015, p. 88)。確かに、人口当たりの病床数は多い（フランスの二倍）のであるが、この現状は受け入れられているのだ。

ずっと以前から、この状況は、ＯＥＣＤの専門家にとって「困惑」させることであり（Powell and Anesaki, 1990, p. 168)、ＯＥＣＤは、この状況を変える手段を講じるよう日本に要請してきたのである。「治療のための入院期間を短縮することは必要であった。それは、ＯＥＣＤのなかで最も長い期間であるのだから。医療行為ごとの出来高払いから、患者ごとの包括払いへの移行は、[*] 高齢者のケアの費用の増大という状況において、ＯＥＣＤの平均の二倍になる医師の診療の回数を減少させることになるだろう」(OECD, 2015, p. 36)。

＊　入院期間を抑制するために導入されたシステムであり、医療行為ごとの支払いではなく患者ごとの診断群分類による医療費包括払いであり、フランスでは活動による支払い（Tarification à l'Activité, Ｔ２Ａ）と呼ばれ、日本では診断群分類による支払い（Diagnosis Procedure Combination/Per Diem Payment System, ＤＰＣ／ＰＤＰＳ）と呼ばれている。

しかし、入院期間が長くても、日本の病院のシステムは、カナダやアメリカよりも効率的であるという事実は、外部からみれば困惑させることであった。むしろ、日本の手法を導入すべきではないか、という議論もなりたつ。「日本のシステムのパフォーマンスが良好であることは、理解しがたい。いまや、西欧の手法を超えて考えるときである。日本のあきらかに効率的な医療のシステムから学ぶべきではないか」（McMillan and Tiessen, 2009）。

入院期間の短縮、そして日本から学ぶ、という二つの議論は、一見、対立しているようであるが、どちらも、ここでうまくいくことは、ほかでもうまくいく、という前提に基づいている。この考え方は、経済の普遍的な見方に依拠しており、「コンテクスト」による説明の可能性は無視できるとしているのである。制度であれ、歴史であれ、さらに、行為の論理、能力、慣習であれ、すべてが、行為者の利害関心の背後にあるとされてしまうのだ。

別の観察者は、技術のレベル、あるいは官僚制組織のレベルから、このような日本の入院期間は、分化が欠如した医療システムによるのであって、国際比較は難しいと考える。しかし、このような批判は、一九九〇年代までしか妥当とは言えない。一九八五年医療法改正〔九八頁参照〕の以前は、中期の滞在期間の施設のデータと、短期の滞在期間の施設のデータとが分離されていなかったのである。とはいえ、以上のような批判に応えるために、日本の厚生労働省が、施設分類によるデータを明確にしたと言える。それ以来、特定機能病院、大学病院、一般病院、精神病院など、病院のカテゴリー間のデータの相違が明らかになった。

そして、これまで「ほとんど同一」であった入院費は、八段階の体系に置き替えられ、最も高額な入院費は一五日以下の入院期間とされたのである。

このような病院の分類は、日本と他のOECD諸国とのデータにおける、みかけ上の差異を減少させた。しかし、実際の差異は、それでもなお、大きいのである。それゆえ、日本の病院システムは、他の先進国に比べて「遅れている」とみなされている。日本の病院は、あたかも、財政政策の効果を強調するマネジメントの実践や、経済学理論に抵抗しているかのようである。この経済学理論によれば、入院の期間が短ければ、病院のパフォーマンスが良いとされるか、入院の期間が長ければ、パフォーマンスが悪いとされるか、なのだ。けれども、日本は、パフォーマンスは良好であり、患者の医療への満足も総じて良いのである。

それゆえ、この日本の例外について考察する必要がある。

日本の入院期間――コンベンションの問題

これまで、病院制度と医療プロフェッショナルの間の関係について、フランスと日本との比較研究が、モッセ、原山ほかによって行われてきた（Mossé, Harayama et al., 2011）。

ここでは、その研究が、日本の「長い入院期間の謎」を説明することに寄与できることを示すことにしたい。仮説として、入院期間は、次の次元の相互作用によるコンベンションであるということが成り立つだろう。すなわち、病院組織、プロフェッショナルの分業、医療システムにおける病院の役割である。重要なことは、これらの次元が、相互に対抗しあっていることに留意することである。

多機能性

まず観察されることは、日本において、病院看護師が若く、新人の交替率が高いということである。そして、仕事の中断をへて、在宅ケアの訪問看護師に従事するというキャリアがみられる。二〇〇八年、二〇一二年の調査では、日本の看護師は、「ケア」（療養上の世話）と「キュア」（技術的な診療の補助）の双方を引き受けていることが明らかにされているが、フランスの看護師は、前者はエード、ヘルパーに移譲し、後者に重点を置いている。

それゆえ、病院での分業は、看護師の多機能性が重視されている。日本では看護師と准看護師との比率は、四対一であるが、フランスでの看護師とエードとの比率は一対一である（**表4**参照）。日本看護協会は、病院看護師の重要性を考慮して、病院での准看護師が多くなることには賛成ではない。二〇〇二年から二〇一四年の間に、日本の病院看護師は五五万から七九万一〇〇〇に増加したが、准看護師は二一万三〇〇〇から一四万に減少した（MHLW, 2017）。

表4　病院、医師、看護師——フランスと日本の比較

指　標＼国	フランス 2015年	日　本 2015年
看護師／医師 看護師／エード・准看護師	2.8 1.0	4.6 4.0
病床数／人口1000人	6.1	13.1
退院数／人口1000人	166.0	111.0
医療従事者数／1病床	3.0	1.0
医師人数／人口1000人 看護師人数／人口1000人	3.3 8.3	2.2 9.5
女性医師の比率（%）	43.00	20.00

（OECD, Japanese MHLW Hospital Report）

他方、われわれがフランスと日本の病院で実施した調査では、日本では管理職の看護師は、相対的に多い。それは、一つには、離職率の多さによって説明できるだろう。

すなわち、日本の看護師は、多くの日本の女性たちと同様に、結婚し、子育てをはじめると、労働市場から退出する。看護師が女性の職業とされているがゆえに、そのキャリアは短い。われわれの二〇〇八年の調査で、ある看護師は、この問題について次のように指摘する。「日本看護協会は、労働条件を改善し、育児をして仕事が継続できるようにするよう、団体として期待できると思う」。

病院看護師の離職率が高いので、管理職の看護師が、新人看護師の教育に関わる必要がある。「新人の看護師が自ら医師の指示を遂行できるようになるのは容易ではない。彼女たちは、まだ、高度な技術能力を要す

る業務を遂行できないのだから」。一人の看護師は、病院が人的資本として投資しても、長期にわたってのリソースとなる可能性は低い。現場での継続教育は、短期間にとどまり、病院にとって、その教育が「割に合う」ことではないのだ。

他方、二〇一二年にわれわれがおこなった在宅ケアの看護師の調査によれば(Mossé, Harayama, Boulongne, 2017)、日本の看護師にとって、患者の家族は、在宅ケアにおいて重要な役割を果たしている。であればこそ、看護師には、狭義の専門的なケアを超えて、アドヴァイスなど、患者との関係が重要となる。それは、病院においても同様である。また、このような考えで、ケアの行為は、より長期の継続的なプロセスにおいて位置づけられてこそ妥当であるとされる(Jullien, 1996)

このような「相互の期待」は、「ドメスティック」な相互作用であり、ケアの行為の効果は、マネジメントのパフォーマンスではなく、対人関係に依拠しているのである(Boltanski et Thévenot, 2006)。

ジェンダーの論理

「ドメスティック」な論理は、日本の医療機関が医師によって管理され、マネジメントの専門家によって管理されていないということとも関連している。そこには、伝統的な職業階層制を強化するジェンダーの支配をみることができよう。マネジメントが医師の手中にあり、パフォーマンスの基準は、男性医師による女性看護師の支配の側にたつことになるだろうからだ。技術的役割は医師だけのものとなり、看護師は遠ざけられる（Haffingtonpost, 2017）（注）。

注　この状況はフランスにも見いだされるが、それに対して看護師は対抗してきた。看護師は、技術的能力の実現の正当性を主張してきた。これから、フランスでは、高度実践看護の承認を求めることが課題となる（「結論」参照）。

ボルタンスキーとテヴノによれば、「ドメスティック」な論理と家族とのアナロジーは、血縁でも土地への帰属でも、まして家庭への帰属でもなく、依存の関係にあるのだ（Boltanski et Thévenot, 2006）。

この「ドメスティック」な世界においては、ケアのクオリティは、「自然」なこととされ、高く評価される。それゆえ、制度による承認、とりわけ継続教育による承認は、困難となる。日本においては、むろん、継続教育は存在する。けれども、日本看護協会による認定看護師、専門看護師の継続教育の実施は、いまなお大都市中心であり、准看護師より看護師の多い地域に集中している。

しかし、日本の看護師は、結婚を契機に離職しても、その後、再び労働市場に戻ってくる。その場合、彼女たちは、家族生活と両立する仕事の仕方を探すことになる。ある者は、在宅ケアをする訪問看護師を選択し、それは、夜勤のある病院よりは、労働時間に自由の余地がある。けれども、在宅ケアをする訪問看護師は、まだ、きわめて少ない（人口一〇〇〇人あたり訪問看護師の人数は、日本が二二、フランスが一三〇である）。さらに、東京の病院の看護師とのインタヴューで明らかになったことだが、ある看護師は、前に勤務した病院にヴォランティアとして戻り、時間の問題を調整していると言う。

そして、日本においては、技術的ケアの要件によって明示されていない業務が過小評価されることなく、患者を引き受けることになる。病院の入院期間が長いことは、「ドメスティック」な論理が否定的帰結をもたらすだけでなく、効果をもたらす要素でもある。日本の病院の入院期間は非常に多様である。「入院の期間は、患者の属性、疾患の分類を考慮しても、なお、様々な病院の間で多様である」（Nawata et al., 2009）。

それゆえ、アメリカの診断群ＤＲＧ（Diagnosis Related Group）による包括払いをモデル（Fetter, 1980）に、フランスのＴ２Ａにも対応する診断群別による包括払いＤＰＣ／ＰＤＰＳが導入されたが、それは、日本の入院期間に影響を与えつつある。

この変化は、医療費の支払いの変化から始まる。二〇〇四年以来、入院費は、部分的に、病床数と看護師の人数との比によることとなった。それは、人手不足というリスクを考えれば、看護師の獲得をめぐって病院間の競争を引き起こすことになるだろう。しかし、それに対しては、病院内のチームにおける分業によって対応できるだろう。この分業の変更は、病院組織内部を超えた力関係、すなわち、日本社会のジェンダーの関係に関わっている。

そうであればこそ、病院は、「社会」の重要な変化の先駆けであると言えよう。

三　在宅入院

在宅入院（Hospitalisation à Domicile, ＨＡＤ）、すなわち在宅と入院という二つの語の撞着語法ともいえる用語は、以前は対立していた二つの異なる論理の世界の間に共通性を見出そうという意図が示されている。一九九〇年代の末、在宅入院は、まだ、ほとんど発展していなかった。医療プロフェッショナルの実践の様式についての統計が、「在宅入院」のカテゴリーを導入したのは、二〇一三年からだった。

めざましい成長

在宅入院の収容能力と活動は、二〇〇一年から二〇〇九年にかけて、受け入れ数（place）五六〇〇から一万二〇〇〇へと倍増した。とりわけ、二〇〇四年以降は、受け入れ数が、二〇〇三年九月の政令により急増した。この政令は、在宅入院の受け入れの創設と病院での通常の入

表5　フランスにおける在宅入院の進展

	2005年	2010年	2015年
組織の数	123	292	315
総日数	1,505,000	3,629,000	4,450,000
「営利」組織の比率（%）	10	15	17

（FNEHAD, Rapport d'activité 2015）

院の病床の廃止との「交換比率」という制約をとりやめたのである。この施策によって、通常の病院での入院だけでなく、昼間入院（部分入院）も、内科外科産科（Médecine, Chirurgie, Obstérics, ＭＣＯ）だけでなく、継続的なケアと再適応のケアにおいて、影響を受けることになった(Toulemonde, 2017)。

治療のための患者教育は、二〇一三年から二〇一六年において、受け入れ数七八〇〇から九〇〇〇へと増加した。それは、これまでの入院にかわって、在宅入院（ＨＡＤ）が、患者の受け入れを提供したことによるのであり、そのためのプロフェッショナルの協力を形成したことによる。癌、エイズなどの慢性疾患が増加し、患者の余命も長期化し、それによって、新たなニーズに、病院は対応しなければならなくなった。二〇〇三年の政令は、このような状況から決定されたのだが、在宅入院の組織は、**表5**にみられるように、二〇〇五年以降、増加している。

この組織は、それまで支配的であったプロクルステスの論理を変更することを示しているだろう。この組織は、異なる実践を導入するだけでなく、病院をその環境に開かれたものとする。この組織は、患者、医師、パラメディカルからの要請に対応しており、病院の入院医療、ならびに外来診療のコンピタンシーを結合するためのものである。さらに、医療者の自律性と自由とを尊重しつつ、その関係を形成することが重要になっている。とりわけ、一九〇一年の法によるアソシアシオン（非営利組織）が、この場合に妥当する。在宅入院の組織において非営利的な民間組織が重要であるが、営利組織も、その活動の場を占めている。

とりわけ、在宅入院の組織の支援によって、看護師がチームをつくり、在宅ケアを実践していることが留意されよう。日本は病院の入院期間が長いという事実との関連において留意すべきは、在宅ケアの看護が、フランスでは日本よりも、はるかに発展していることである。また、日本では、看護師が自由開業によって在宅ケアを実践することが出来ないことも、フランスとの相違である。フランスでは、人口一〇万人当たりの自由開業の看護師数は一三一（人口の高齢化によって地域差があり、ピカルディー地方では八三・五、南フランスでは二四九・三）である。他方、日本では、看護師は組織に雇用されていて、訪問看護師数は、人口一〇万人当たり二二・七と少ない。

フランスの自由開業の看護師は、二、三名の看護師、また理学療法士などとともにグループで診療所を開設したり、また単独で診療所を開設している。二〇一二年での我々の調査によれば、ある在宅ケア看護システム（system des soins infirmiers à domicile, ＳＳＩＡＤ）の組織の場合、看護師は雇用されてはおらず、自由開業看護師が組織とケアサービスの契約をしてケアを行っているのである。また、別の在宅ケア看護システムの組織では、看護師は契約であったり雇用されていたりする。他方、在宅入院の組織では、看護師は雇用されていることが多いが、部分的に契約の場合も見いだされる（Mossé, Harayama, Boulongne, 2017）。

変わるプロフェッショナルの空間

このように、看護師のプロフェッショナルの空間は多様である。それは、在宅ケアだけでなく、病院の看護師への我々の調査によっても、同様の多様性が明らかにされていて、「高度実践」の看護師（infirmière en "pratique avancée"）の地位は、この多様性の問題をあらためて提起するだろう（「結論」参照）。

われわれの調査によれば、在宅ケアの看護師のほとんどが、病院看護師としての経験があり、そのうえで、在宅ケアを選択している。その多くが、病院組織から退出するためであると述べているが、それでもなお、ケアの技術の次元への関与を重要と考えている。

この選択については、労働市場の三つの戦略——発言（voice）、忠誠（loyalty）、退出（exit）——の理論から考察することができるだろう（Hirschman, 1972）。

被雇用者が組織の労働条件に満足できない場合、労働の性質や環境を考慮して、次の三つの選択肢がある。まず、彼（彼女）は、個人として、また集団として、意見を述べる（発言）。あるいは、困難な条件を受け入れて、組織に従う（忠誠）。あるいは、勤務先を替えて、移動を試みる（退出）。

フランスの看護師にとって「退出」が比較的容易であることから、彼女たちは労働の環境条件を内部から変えようとはしない。この「自由」が、将来のキャリアへの不安とともに組織への不信の起因となっている。

とりわけ自由開業の看護師は、他の在宅入院、在宅看護システムの組織との競合によって、自分たちの診療所の地位が危うくなるのではないかという不安をもっている。このリスクを回避するために、ネットワークの形成を考えている看護師もいる。このネットワークは、入院に替わる医療の領域での競争を、地域のレベルで抑制することをめざしている。そうすることで、新たなニーズ、すなわち医療の経過のコーディネーションに対応する役割を、看護師が引き受けることになるだろう。

入院に替わる、また入院と相補的な実践は、急速に発展し、いまなお、とどまることがない。しかし、入院期間を短縮し、患者の受け入れ負担を患者や家族に転化することになれば、家族関係が良好で経済的に余裕のある患者にとってのみ好都合な状況になるだろう。さらに、残念なことに、かかりつけの家庭医は徐々に減少しつつある。一般医の数が減少しただけでなく

（二〇〇七年の六万四七七八から、二〇一五年の五万八一〇四）、二〇一五年から二〇二〇年には六・八％の減少が見込まれている。専門医はといえば、開業医において増加し続けている（二〇〇七年から二〇一五年において、内科系の専門医は六・八％、外科系の専門医は二五・八％の増加）（以上の統計数値は Drees 参照）。しかし、開業医としての専門医は、いまのところ、在宅入院には従事していないという現状がある。

それゆえ、「家族の援助者」（aidant familial）の問題が、学術的な議論においても、また、ケアのアソシエーションにおいても重要になってきている。いま、「ケア」への関心の高まりは、当然と言えよう。しかし、家族である援助者の地位は、介護休暇や勤務条件など、なお、心配なことが多いのである。

3 国家——支払者であり忠告者である

医療のサービスの多様化とともに、支払いの様式の多様化が続く。一方では、集権化によって、国家が財政的バランスを重視する。けれども、そのための手段が常にあるわけではない。他方では、周辺的な位置にいた社会保障の支払者（共済組合、患者自身）が、多様なサービスの支払いにかかわるようになる。

一 病院への投資——永劫回帰

公的サービスのほとんどにおいて、ケインズ政策の衰退以後、投資は「冷遇されるべきこと」となった。実際、投資には多くの欠点がある。まず、投資の「収益性」は、確実には評価できない。収益性の基準が財政面だけではないからであり、投資の決定を事前に正当化することは容易ではない。他方、投資は、長期の論理で考えなければならず、利益はすぐには現れない。

しかし、フランスにおいては、行政手続きに時間を要することを考慮するなら、病院設立の決定と病院開設との間に二〇年が経過することもめずらしくはない。この時間の経過をめぐって責任者が問われることは、めったにないのだ。いかにも、「栄光の三〇年」の時期は、このようなことはなかったし、建築物は一般的に増加した。であればこそ、この時期は、病院への投資がすみやかに実施され、国家が介入することもなかったのである。自己資金による投資であれ、借入による投資であれ、病院は、必要な資源を見出すことができたのである。

二〇〇〇年代はじめ以降、フランスの病院の借り入れが、二〇〇二年から二〇一五年にかけて、一〇〇億ユーロから三〇〇億ユーロへと急増した。会計検査院によれば、二〇一五年、公的医療機関の三分の一が、「過剰借り入れ」状態となった。この状況によって、地域医療機構（ARS）の承認なしには、新たな借り入れはできないこととなったのである。

その結果、病院は、もはや財政の自己決定は出来なくなった。年間一〇%の投資では、設備や建物の陳腐化を防ぐことは出来ない。設備（たとえば磁気共鳴画像装置MRI）については、医師の側からの要求によれば、必要な出費だ。

二〇〇八年の財政危機には、多くの病院が、「病理的な借り入れ」契約をしていることが明るみになり、国家が投資の計画を提示することとなった。国家は、二〇〇七年、二〇一二年と、投資のための五年継続の計画を実行した。

これらの計画は、特定の投資プロジェクトのための予算から成り立っている。すなわち、「病院のケアの提供において、投資は、ケアへのアクセス、ケアの質、安全といった要件に対応するだけでなく、効率的に患者を引き受ける組織を促進することである」(Sécurité Sociale, 2014)。病院の投資は、病院のコンテクストの転換に対応することである。投資は、かつては求心的、すなわち病院の内部の中心を志向していたが、いまや、「壁の外」、病院の外部を志向しているのだ。すなわち、「フランスの病院システムが入院外のケアへと方向転換することが課題なのだ。それは、より短期間の、集中的な、そして侵襲的でないケアとなるだろう」(Pisani-Ferry, 2017)。

具体的な手続きとして、二〇一二年の医療計画の立案において、地域医療機構は、当該の機構の地域圏に位置する多様な医療機関から投資のプロジェクトを受け取った。地域医療機構は、フランス厚生省によって作成された基準によって選別をおこなう。二つの地域で実施した研究によれば、機構は国家の基準から部分的だが自由に、施設に有利に対処したのである。助成を受けている病院で、多くの中規模の施設があり、それらを衰退のリスクから守り、民間のクリニックとの競争を考慮した(Guerrero et al., 2009)。

公式の報告は、この対応に、次のように批判的であった。「実際においては、助成は同一水準にとどまり、借り入れにいっそう依拠しつつプロジェクトは処理された。二〇一二年の病院計画は、多くは財源が確保されないままであった。結局、二〇〇二年から二〇一二年において、病院の投資は倍増し、その結果、過剰の投資は、借り入れによることになった」(Aballea, 2013)。

だが、この報告書の結論は、ほぼ従来どおりだ。「にもかかわらず、安全の基準(危機に対抗するための基準)に照らし、施設の深刻な老朽化をみれば、財政支援が不可避である」(ibid.)。「不可避」とされる投資のほかでは、ほとんどの政策決定者は、投資は病院の再編成転換のためにはなっていないと認識している。そこで、新たな投資の戦略が手掛けられた。それは、国家と地域圏との、従来からの緊張をはらんだものだ。

まず、地域医療機構によって確認された地域の事項への効率的な配分が優先されよう。しかし、最重要のプロジェクトは、省庁間の委員会に提出される。一億ユーロ以上は、国家の投資審査から独立した専門家による審査に提出される。それゆえ、決定は、病院だけの領域を超えて考慮される。

このような対応は、公共政策のあらゆる部門、レベルに見いだされるが、医療においては、一九八〇年代において、国地域圏計画契約(Contrat de Plan État-Région, CPER)が確立されるようになった。この契約は、いまや、地域の発展をめざす投資への援助において重要である。

二〇一五年から二〇二〇年において、新たな契約が実現するとされている。すなわち、フランス病院連盟が満足したように、九三億ユーロの援助のうち、医療部門だけで半額以上（四九億ユーロ）を占めている（以上の統計数値はInsee参照）。

地域の政治家たちは、自治体の首長、議会を先頭に、市民に押されて、良質ですべての専門領域を備えた病院を維持しようとするので、病院は、特権化され、公共の力で護られているかのようだ。次の節で考察するように、病院の特殊性は、病院のケアの財政負担にも見いだされる。

二　力づけられる病院

一九八〇年代初め、医療費支払いの財源の全体において、社会保障が重要となり、七五％を占めるに至った。けれども、病院財政における社会保障の増加は言うまでもないことだが（二〇一五年には九二％）、それに任意加入の共済健康保険（Mutuelles）も加えなければならないだろう。他方、他の財源（家計、国家、地方自治体）は減少した。言うまでもなく、家計も公的病院の予算に関わっているのだ。その関与は、一九五〇年において二三％であったが、一九七〇年には九・六％に減少し、今日、七・九％（二〇一四年）となっている。他方、留意されるのは、家計が、営利のための民間病院、医療施設の財源として、一九五〇年の二九％から一九八〇年の一〇％へと減少したが、二〇一四年には、一九％へと増加したことである（Drees, 2017, 2018）。

任意加入の共済組合や、営利の医療施設の重要性が増大するなら、それは、福祉国家の危機へとつながることに関する議論をひきおこす。すなわち、社会保障や国家の後退が問題とされるのだ。病院財政における社会保障の関与は、ゆるぎのないものであることは間違いない。けれども、以上の状況は、次のような二つの両極化＝不平等に関わっていると言えるだろう。

すなわち、第一に、両極化＝不平等は患者の類型に関わっている。二〇一六年で、疾病保険に加入している人々で、一〇〇〇万人の人々が、慢性腎不全など「長期疾病」（Affection de Longue Durée, ＡＬＤ）とされる三〇の疾病の一つ以上に罹患しているが、疾病保険から一〇〇％の支払いがなされており、そのような人々が増えている（二〇〇八年では八〇〇億人）。依存の生活状態のケアは疾病保険に組み入れられていないとしても、長期疾患への対応は日本における介護保険に近い。

二〇〇〇年以降、病院の財政における社会保障の比率は大きくなり、九〇％となっている。同時に、「一日あたり入院料」の増加は、はっきりしている。一九八三年から設定された一日あたり入院料は、当初は四フランであった。その後、毎年増加し、二〇一七年には二〇ユーロとなる。それゆえ、疾病保険の増加分を患者個人の負担に移行させることが課題となっている。しかし、貧しい患者には免除が考えられようし、他の患者には共済保険（任意の付加的保険）による償還も考えられよう（Atlas de la Démographie Médicale, Ordre des médecins, 2016, p. 57）。

交渉される不平等

第二の不平等は、入院外の診療に関わっている。これには、医師の半数が関わっている。概して、自由開業の医師であるが、さらに、その半数は一人で開業しており、また一割は自由開業と病院などでの勤務と兼担である。

入院外診療の財政における社会保障の比率は、一九七七年が頂点の七二％であったが、二〇一六年には六三％に減少した。自由診療は、診療行為ごとの報酬支払いである。すなわち、医師は国民的合意によって決められた料金での報酬を受け取る（例えば、診察では二五ユーロ）。一九八〇年以来、街で開業する医師は、「報酬の超過」が可能な方式も選択することが出来る。

このような方式は、医師の組合、疾病保険、厚生大臣との交渉の結果で取り決められる。それは、自由診療をおこなえる「セクターⅡ」（セクターⅠは社会保険診療）として知られている。セクターⅡで診療する専門医は、着実に増えて、二〇一六年には医師全体の四割を占める。同時に、一般医は減少しているが、セクターⅡでは一〇％と安定している。* このように、医師は、

「自由診療の報酬」を、「節度」をもって要求する権利があるのだ。最後に、少数派であるが、疾病保険とは合意の協約をせず、報酬が全く自由の場合もあり（セクターⅢ）、患者は、疾病保険から支払いの償還がえられない。

＊　セクターⅠの医師は保険診療のみ、セクターⅡの医師は保険診療だけでなく自由診療もおこない、セクターⅢの医師は自由診療のみおこなう。

医療の購買力の不平等は、地域間の不平等と重なる。「医師のいない砂漠」（déserts médicaux）とは言えないまでも、地域による医療の格差は、とりわけ専門医の数においては存在するのだ（七倍以上の差）。

それゆえにこそ、二〇一五年、二〇一七年の二つの法は、医師が不足している地域において、看護師などのプロフェッショナルによる多専門領域の医療施設（Maison de Santé Pluridisciplinaire, MSP）の設立を促進するためのものであった。MSPは、すでに、様々なレベルの地域からの共同の資金調達により、二〇一〇年に誕生し、二〇一六年には一〇〇〇を超えていた。コミューン＝最小単位の自治体に、MSPが設立されるのはめずらしくはなく、地域圏（région）＝最大の地域は、国地域圏計画契約（Contrat de Plan État-région, CPER）により助成した。けれども、MSPがすべてのニーズを充足するのは、まだこれからである。

地域間の不均等があるので、医師の数が多い地域では、供給によって需要が喚起される。ニーズが大きい地域に医師が開業するようにし、供給による需要の喚起を制限すべく、二〇一一年、二〇一二年、二〇一三年をへて、行政による協定が成立した。すなわち、公共の医療の目標にしたがって、助成をおこなうこととしたのである。これらの目標とは、四つのカテゴリーからなる。開業の組織、ケアの経過のフォロー、予防、効率性である。効率性についていえば、たとえば、新薬にかえてジェネリック薬品を推奨することが挙げられよう。

入院外の診療を、より規制するため、医師の組合、疾病保険、国家が、診察の料金表を修正することに合意した。二〇一七年から、料金は、ケアの「複合性」すなわち医師のアドヴァイスによって二四〜七〇ユーロと決められた。

社会保障では、「重大とはならない疾患のリスク」、たとえば眼鏡処方や歯科治療には任意加入の共済健康保険（Mutuelles）による医療費の償還・支払いが行われるようになっている。一九五〇年においては、共済健康保険の任意加入者は、フランス人の三分の一に満たなかったが、一九八〇年には三分の一になり、二〇一六年で九五％となった。このような補足的な任意加入保険は、入院外診療、薬品の処方、検査など）の医療保険の自己負担の支払いを保証する。けれども、この任意加入保険は、病院の入院費用の支払いには関わっていない。

ＯＮＤＡＭ、目標の指標

それゆえ、開業医の入院外診療への支払いに関しては個人化が進んでも、病院の入院費用に関しては集合体化が揺るがないのである。

フランスにおいては、国家の役割は、主として疾病保険の赤字、とりわけ病院医療の支払いによる赤字を埋めることにあった。たしかに、医師、すなわち医療の当事者との交渉において、国家は、診療報酬＝料金の確定に関わってきたが、しかし、支出の全体に圧力をかける手段は持ち合わせていなかったのである。

一九九三年以降、社会保障の予算は、議会で議論される。一九九五年から、疾病保険支出全国目標（ＯＮＤＡＭ）が、専門家の作業をもとに、議会で投票に付されることになった。領域（入院、入院外など）によって、毎年の支出の増加の比率が決定された。しかし、実際には、会計の調整をもってしても、支出の統制をおこなうことは、だれにもできなかったのである。

フランスにおいては、他のビスマルク・モデル〔一七頁参照〕によるケアのシステムにおいてと同様に、支出するか否かの決定をするのは、中央に位置する行為者、厚生大臣でも、疾病保険でもなく、分散している処方の決定者、すなわち医師であり、患者なのだ。

当初においては、ＯＮＤＡＭは、支出を抑制するという希望をもって決定された。今日、ＯＮＤＡＭは、目標というよりは予測に近い。「現実的な」目標を提示することが選好されるのだ。そこで、ＯＮＤＡＭの進展と国内総生産の進展とが比較される。経済成長は、二〇一〇年よりゼロに近いが、ＯＮＤＡＭの伸びは二％を超える。二〇一七年から二〇二〇年は、毎年二％から三％となるだろう。

限界があるとはいえ、国家の統制は、その財政の役割と同等に重要となっている。すなわち、これまで国家は支払者であったが、いまや忠告者でもあるのだ。

第I部の結論

先進国の社会保護（社会保障）の体制、ケアのシステムの論理を論ずるなら、ビスマルクとベヴァリッジの二つのモデルの相違への言及は避けられない。たとえ、より完璧で洗練された類型化が可能あるとしても（Esping-Andersen, 1990; Hall et Soskice, 2003）、この二つのモデルの相違は重要である（Mossé, 1998）。ベヴァリッジのモデルは、援助の市民モデルであり、財政は租税に依拠しつつ、中央の行政によって統制される。ビスマルクのモデルは、産業社会の社会保険のモデルであり、財政は給与所得者からの拠出に依拠しつつ、「社会的パートナー」、すなわち労働組合と経営者団体によって統制される。

実際、医師たちは、数十年間にわたって、首尾よく、疾病保険の素案を阻止し続けてきたのであり（最初の診療報酬の協定は一九六〇年五月のことである）、自分たちの決定権を保持し続けてきた。さらに、規制は分権化されていたがゆえに、資源が一般利益のために分配されるべきだと考えられることもなかったのである。

フランスの場合は、ビスマルク・モデルであるが、それは第二次大戦後、レジスタンスの国民審議会の労作であり、なかでもピエール・ラロック（Pierre Laroque）の果たした役割は大きかった。

そこでは、労働者は、社会保護のシステムの中枢に位置づけられる。労働者は、社会保護への第一の貢献者（給与からの拠出による）であり、第一の受益者（被保険者）である。労働者が管理者であり保証人であるのは当然である。財源が労働者に依拠するなら、他の市民（子供や妻）は、「権利を持つ人」である。

当初、フランスの医師たちは、このようなモデルに反対であった。社会保護は、労働組合によって「交渉される」料金が医師たちに課され、また、その管理が労働組合に任せられることになるからだ。

けれども、自由診療の報酬や、定められた報酬を超える場合にみられるように、ビスマルク・モデルは、医療の市場的実践の発展と両立できないわけではない。

ビスマルク・モデルは、徐々に、完璧に近い均等主義から、契約化を含む柔軟なシステムへと移行したのである。これについて、フランスの社会保護の特性をめぐっては、本書の第II部で論ずることにしよう。

他方、経済「危機」、とりわけ雇用のそれは、フランス方式のビスマルク・モデルを、他のモデルとの混合形態、「ネオ・ベヴァリッジ」ともいえるモデルへと移行させた（Mossé, 2017）。実際、フランスのモデルは、ビスマルク・モデルの基本は保持しつつ、ベヴァリッジ・モデルの幾つかの要素を取り入れている。すなわち、社会的パートナーは、変わることなく、社会保護の公式の管理者である。しかし、労働の場から得た資源（被雇用者と事業主による負担）は、徐々に減少し、租税に取って代わられている。かくして、社会保障目的税としての一般社会拠出金（Contribution Sociale Généralisée, ＣＳＧ）が、ミッシェル・ロカールの社会党政権によって一九九一年に導入された。それは、すべての市民が支払うべき税金であり、とりわけ疾病保険に、ついで、ケアへのアクセスを促進するため、医療を低所得層に普遍化しようとするために使われる。

本書の第Ⅱ部では、計画の中央集権化とともに、分権化された契約との組み合わせについて論ずることにしよう（Bellanger et Mossé, 2005）。

第Ⅱ部　どのように病院を変えるのか？

契約とプロジェクトをめぐって

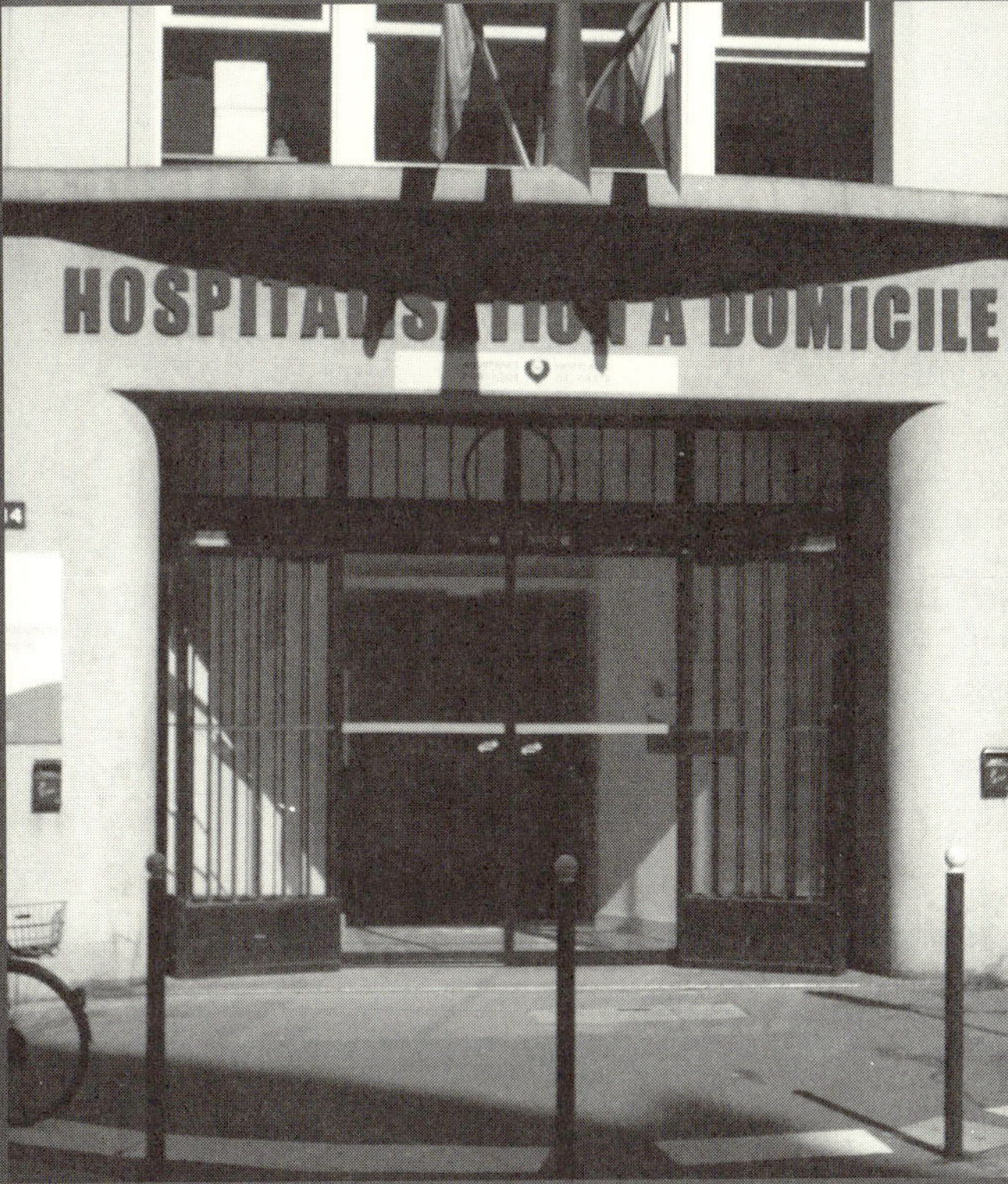

パリの在宅入院のオフィス
（撮影・原山哲）

「これまでの規制にしたがうこと、そして、そこから抜け出すこと、それは自由なのだ」

Nikolas Bouvier, *Journal d'Aran et d'autres lieux*, Éditions Payot, 2001, p. 97.

「高齢者の施設によって、これからは、あらゆる年齢の人々が社会国家によって世話を受けることになる。希望と福祉の街が、子どもたちになじみの、近くの丘陵に建設されてから一世紀すぎてのことだ。」

Pierre Strobel, *à la Santé*. Éditions L'Escamette, 2006, p. 54.

はじめに

計画化の使命は、市場の時代と人間の時代とを調和させることにある（Chirac, 1996）。すなわち、計画化は、市場が人間を支配するのを防ぐことは出来なかったのである。しかし、病院の領域においては、計画化が批判され、見限られたあと、一九九〇年代以降に、多少とも束縛的といえる計画化が、新たな関心を集めている。

計画化の復活、そして、今日のその盛況の状況を理解するには、以前の計画化の失敗の歴史を顧みることが必要である。計画化は、まず一九六〇年代に、最初の盛況を迎える。公共行動についての聡明な一人の観察者は、次のように指摘している。「第二次大戦後につくられた、いま『参照できる』計画化のフランス・モデルは、国家と経済社会組織との協議をとおして形成された」（Gaudin, 2004, p. 71）。当初から、プロフェッショナルへの多くの聞き取りがなされ、そして報告書に集約され、計画化の手順は、経済社会一般の調整、とりわけ医療の調整において重要となったのである。

病院の領域においては、地域レベルでのシステムを形成することが、計画化の主眼となった。そこで、優先順位によって、病院間の階層化を構築しなければならなかった。けれども、病院の医療供給の急増が地域間で不均等となることを防げなかったのである。

そして、一九七〇年一二月からの「医療構想」(Carte Sanitaire) は、その役割を果たせなかった。

今日、計画化と調整は、新たな方向をめざしており、医療の供給を統制し、合理化することが課題となった。ケアのクオリティ(質)とケアへのアクセスを保証しつつ、これまでの医療の供給の仕方を転換することが課題となった。それゆえ、「地域」(territoire) の考えが重要となったのである。公平への道において、地域間の不平等は、大きな障害となる。不平等を減らすことは、人々に共有される目標であるが、同時に対立の原因ともなるからである。

そして、利害対立を避け、システム総体を公共の一般利益へと方向づけるために、契約化(contratualisation) が導入されている。そのためには、まず、医療のプロフェッショナルの当事者たちこそが緊密な関係をつくることが重要なのだ。しかし、当該の地域は、地域の議会(政治機関) ではなく、そのための機構、すなわち、地域病院機構 (Agence Régionale d'Hospitalisation,

ＡＲＨ）によって代表されるのである。計画化は、国家のレベルからケアの施設のレベルまで、複数の重層化した契約によって形成されることになる。国家は、地域病院機構と契約し、そして、ケアの施設においては、その内部で、それぞれの病棟と管理部門との契約が形成される。計画、そして契約は、基本的に、需要、すなわちニーズとの明示的な関係において、供給を統制する意思と手段とに依拠している。そもそも、このような問題は、間接的に、すなわち経済的観点からの論点として取り扱われてきた。そこで、調整は、財政的条件の制約のもとで実行され、その制約は無視できないからこそ、国家によって規定される枠組みに組み入れられるのだ。

現在の状況は、病院の環境、および、病院内部の組織の変化に関わっている。この二つのダイナミックスは、病院の新たな条件と発展を規定する政策の二つの側面として分析しなければならない。

病院の病床数に示される論点、そして、病床数の抑制をめぐる議論からは、以上の観点からすれば、合理的であろうとする調整が出会う困難が見受けられる。この調整は、徐々に、ニュー・パブリック・マネジメントへと移行してゆく。すなわち、プロジェクトが基軸となり、計画と契約とが結びつけられるのだ。

4　病床数の削減、誤った手順か？

　これまで、計画は、成長を地域間のレベルで調整するためのものであった。しかし、この地域間の調整が実現する前に、今や、医療サービスの供給を削減し、また多様化することが課題となり、ケアのクオリティ（質）、ケアへのアクセスを向上しなければならなくなったのである。過剰に恵まれているとみなされた地域では、削減は苦痛をともなうが、なお過剰な能力があるのかもしれない。この不均衡は、歴史的な帰結であり、いったん病院が創設されると、後戻りは難しい。

　地域の人口に対する病床数、病床の密度は、いまなお、計画のための基本的な指標であり、それによって、施設の創設、拡張などが決定されるのだ。それは、供給を需要に適合させる当然の仕方である。

医療の進化の方向が入院外の診療へと向けられているなかで、病院に関する地域、国家のレベルでの決定への期待は、地域の病床数が今後の変化を正当化する論拠になることである。新たな医療の組織を形成すべく議論し、現行の病棟を変え、そうすることで設備を整え、人員を確保するには、「規模」と「ニーズ（必要）」との乖離が論点とされてきた。病院長、病院のスタッフ、そして地域の人々、政治家など、様々な行為主体は、病院の収容能力（capacité）の増大、あるいは維持を主張する。たとえ、一般の人々の関心（すなわち、クオリティ、安心、資源の最適配分）が、この収容能力の縮小にあるとしても。このような視座から、医療経済資料調査研究所（Institut de Recherche et de Documentation en Économie de la Santé, ＩＲＤＥＳ）は、二〇〇〇年代の病院システムが被ったであろう「収縮」について言及した。また、医療の計画化は、その実施にあたって、このような以前の展望に依拠している。しかし、以下で考察するように、医療システムの調整は、以前の展望から脱却しつつある。

一　地域医療組織構想（ＳＲＯＳ）、そして日本の道

最初の地域医療組織構想（Schéma Régional d'Organisation Sanitaire, ＳＲＯＳ）、すなわち一九九〇年代の初めに確立された計画化の手法は、調整の数量的次元に焦点をおいて、その目標は、

医療関係者との協議をとおして、五年間ごとに計画を作成し、地域圏レベルでの医療の新たな部門の創設、既存の部門のグループ化など、必要な変化を指定することであった。

図式から戦略へ

最初の地域医療組織構想（SROS）は、以前からの医療構想を引き継いで、ニーズとの関連において、設備、収容能力を確定するものである。ニーズは、地域の人口の規模によって計算される。地域医療構想は、それぞれの施設のレベルへの提案をとおして、現状の修正（病床の削減、病床以外への転換）を明示する。

当初、地域医療組織構想は、収容能力を維持しようとする施設にとって、拘束的であった。二〇〇九年の病院・患者・医療・地域法（la Loi Hôpital Patient Santé Territoires, HPST）以来、地域医療組織構想は、地域医療計画（Plan Régional de Santé）となり、非拘束的となった。すなわち、法的には、交渉者は、より自律性をもつことができるということである。つまり、病院の管理部門と地域機構との間で、交渉が行われるのである。さらに、一九九六年に創設された地域病院機構（Agences Régionales d'Hôspitalisation）は、地域医療機構（Agences Régionales de Santé, ARS）へと改められた。すなわち、病院だけでなく、病院の環境としての医療（プライマリーケア、医療と生活援助の結合領域）に関わるのである。このようにして、地域機構はより強化され、病院との関係は相補的な契約となり、地域の多様な医療サービスを調整することになる。

ほとんどの公共サービスと同様に、複数年の目標手段契約（Contrat Pluriannuel d'Objectifs et de Moyens, CPOM）が、各病院の権利と義務を規定する。調整は、一方での施設の現実の行動と、他方での施設自らが掲げる目標との間の乖離にかかわる。このような契約は、病院だけでなく、他の部門にも拡大される。このようにして、医療ならびに、医療と社会生活援助の施設のほとんどすべてにおいて、目標手段契約は、調整の中心的な手法となったのである。それは、財政上のバランスを実現するためであり、多様化しつつある地域の医療供給を合理化するためである。

地域医療組織構想（SROS）、複数年の目標手段契約（CPOM）など、調整の手法は、様々な知識に基づいていることを指摘しておきたい。病院長、医師、地域機構の行政担当者は、同一の知識、同一の関心を持っているわけではないのだ。地域医療組織構想は、知識の一方の極を占め、ケアの供給とニーズの分析に依拠している。前者は行政のデータ（施設、医師の数など）が重要であり、後者は医療の消費、感染症、人口分布に関する情報である。このようなデータは、実際に活用されるには、さらに必要な研究が伴わなければならないのであるが。

二〇一六年、地域医療組織構想（SROS）は、地域医療構想（Schéma Régional de Santé,

ＳＲＳ）へと脱皮した。この構想は、五年ごとにつくられるが、さらに、ひろく医療・社会の領域に関わり、地域医療機構によって統制される。地域圏の数は統合され、一七から一八となった。地域医療機構は、地域圏医療プロジェクトによって、医療・社会の課題にとりくむ。たとえば、複数の地域の統合により生まれた地域圏として、オクシタニー地域圏、また、オーベルニュ＝ローヌ＝アルプ地域圏がある。後者の例についてみてみよう。

「地域医療機構の活動は、地域における医師をはじめ医療の当事者との協議によりつくられたプロジェクトに具体化される。プロジェクトは、地域の医療戦略を定義し、その実現を企画し、地域圏医療の優先順位を確定する。そこで、医療の当事者は、それぞれのコンピタンシー（専門的能力）の領域で貢献することになる。制度の総体は、それら領域に横断的に関わることになろう」（ARS Aubergne-Rhône-Alpes, 2018）。

地域医療構想の他方の極は、各病院と地域医療機構との契約である。この契約は、基本的に病院施設が保持するデータに依拠しているが、病院施設は、現実の活動の情報開示に常に関心があるわけではない。契約者間の最小限の信頼がなければ、交渉の質、信頼性、一貫性は確保されないだろう。

相互に交換される知識は、契約、計画、構想の五年間を大幅に超えて、長期にわたって形成さる。そうであればこそ、調整の鍵は、一方の必要な透明性（これなしでは、公平で、効果的な調整は不可能である）、他方の情報の非対称性（施設の独立性の確保）、これら両者の緊張の解決にある。

「エージェンシー理論」*は、以上のような改革を説明しつつ、プリンシパル（地域医療機構）は、エージェント（病院）に、パフォーマンス、サービスのクオリティについての情報を公開することを要請するのである（Béjean et Gadreau, 1992）。それゆえ、一九八〇年代以後、プリンシパルの努力のほとんどは、プロジェクト、次いで医療情報システムプログラム（Programme de Médicalisation des Systèmes d'Information, ＰＭＳＩ）によって、病院の情報システムを構築することに向けられてきたのである。医療情報システムは、病院に、活動に関する標準化された情報（すべての施設に共通の情報であり、比較が可能となる）を提供するようにしてきたのである。

＊　経済学におけるエージェンシー理論では、たとえば経営者と労働者について、プリンシパル（依頼人）とエージェント（代理人）との関係が考察される。ここでは、地域医療機構と病院との関係が論じられている。

このような新たな形態の供給の調整において、「規模」（taille）という用語にかわって、「収容能力」（capacité）という用語が使われるようになった。前者は、病院のかつての成長期に適した用語であったが、後者は、人々へのサービスとしての病院という、現在の考えと対応する用語である。規模に対して、収容能力は、可能性を含む適性であり、入院外の診療とも対応している。

もはや、病床数や設備を調整することだけではなく、「受け入れ」（place）数の調整が問題なのだ。「受け入れ」という概念は、病院の実践が、入院に替わって短時間の引き受けへと進展することを明示している。それゆえ、「病床」に代わる「受け入れ」という用語の変化は、現実の変化に対応している。昼間入院をはじめ、これまでの入院に替わる形態は、供給が受け入れによって評価されなければならないことを示している。すなわち、一般に受け入れこそが重要なのであり、従来の入院の病床数だけではないのだ。二〇〇〇年代に現れた諸法は、この進展を促進するものである。地域医療計画は、調整の領域を、多様な受け入れへと拡大し、民間／公共、短期の受け入れ／長期の受け入れ、コミュニティ／病院、といった対立を顕在化させた。それゆえ、地域病院機構、地域医療機構による調整が不可欠であった。

日本の道

日本においては、協議と交渉によって、一九八五年の医療法改正により、「地域医療計画」（Regional Health Planning）の作成が県のレベルで可能となった。

フランスでは、地域医療計画をめぐって、医師会（Ordre des Médecins）ではなく、医師の労働組合が交渉するのであるが、日本の場合では、日本医師会が大きな役割を果たす。けれども、その介入は、さほど対立を含むものではない。その理由は、次の二つが挙げられよう。

第一に、日本社会全体に浸透している「合意（和）」の伝統は、一つのイデオロギーにすぎないのではない。それは、社会政策、医療においても現れる。そして、変化は、大きな広がりはないが継続していく。このような合意は、日本医師会の力と結びつき、地域のレベルでも、保守主義が同時に規則でありイノベーションでもあることを説明している。

第二に、調整の肝要な部分は国民社会レベルでなされる。この目的のために、次のように、二つの道が使われる。

一つは、政治の道であり、中期目標の確定に関わっていて、それによって、すべての行動主体を集め、行動主体の戦略を集約することである。たとえば、日本の人口の高齢化は、すべての行動主体が関わる問題と考えられる。それゆえに、二〇一六年、日本の厚生労働省は、厚生労働白書の標題を「人口高齢化を乗り越える社会モデルを考える」としたのである。その第四章は、「地域共生社会」について言及している。そのねらいは、高齢者がニーズを充足することが出来るように、地域の統合へのパラダイムシフトを達成することである。

「様々な生活課題を抱えながらも住み慣れた地域で自分らしい生き方をまっとうするため、

地域で支援を必要とする全ての方の暮らしを支えられるよう地域包括ケアを深化させていく必要がある。地方創生の観点も踏まえ、地域ごとの特徴を生かしつつ、支え手・受け手に分かれていた社会から、全ての人が暮らしと生きがいをともに創り共に高めあう地域社会を構築し、時代の変化に対応した新たな福祉のあり方を提示していく」(MHLW, 2016;『厚生労働白書』平成二八年度版、概要編)。

次に、経済の道であり、それは診療報酬の改定に関する交渉という形をとる。診療報酬は、医師の行動への誘因の梃であり、フランスと同様に、医師は、主要な処方の決定者である。

診療報酬のリストは、厚生労働省の下で、医薬品産業の代表者を除いて、全ての関係者が集まる会議において、二年ごとに改定される。掲げられた目的は、二〇一六年実施の第一は、地域レベルの共同への誘因をつくることである。

診療報酬の改定は、病院間のコーディネーションに関わっている。すなわち、それは、『地域包括ケアシステム』の推進と『病床の機能分化・連携』を含む医療機能の分化・強化・連携を一層進めること。……多職種の活用による『チーム医療の評価』、『勤務環境の改善』である(MHLW, 2016;『厚生労働白書』平成二八年度版、資料編)。

二　機構――協議による規制へ

病院改革に関する一九九六年四月二四日の諸オルドナンスにより導入された新制度のなかで、地域病院機構（ARH）が、最も重要であることは論をまたない。

ARHからARSへ

二四の機構に、それぞれ、その首長として、「有能な医療担当知事」（Le Menn et Million, 2014）が一九九六年九月に閣議により選任され、とくに、公立及び私立の病院の発展と改革を調整する任務を担うことになった。しかし、その任務のうち、オルドナンスの策定者の最大の関心事は、病院の再編成である。公衆衛生法典の多くの条文が修正され、それらは、奨励または制約的手法に充てられている。

例えば、「病院の統合または転換の許可にあたっては、入院病床若しくは部分入院病床の削減を伴わなければならない」（公衆衛生法典第L.712-11条を修正する、オルドナンスO.96-346第32条）。計画の基本思想は、供給過剰と判断される区域にある入院病床を、部分入院病床へと転換することである。

また、入院病床若しくは部分入院病床は、申請前の各年度を通じて充分かつ持続的に占有される必要がある（ibid.)。言い換えれば、実績に基づかない入院病床の削減は承認されないのである。さらに、「施設の占有率、ケアの実施水準が、デクレで定める率を持続的に下回ると認められる場合には、許可は、全部または部分的に取り消されうる」（第L.712-17-1条を修正する、同オルドナンス第37条)。結局、機構は、諸施設が協力ないし合併するように誘導し、理論的には強制することさえできる。

県・地域圏の病院管理部門の労働組合は、当初は、地域病院機構の創立に反対であった。病棟の再組織化、つまり病院内の再編成に関わる問題とは別に、県知事に代わって政府によって任命される新たな行為主体の設定への心配があったのである。それまでは、県知事が医療、とりわけ病院の活動の責任者であったのだ。しかし、労働組合の心配に反して、一般的利益の守護者としての国家の弱体化は問題にならなかった（le Monde du 6 avril 1996)。他方、国家の弱体化どころか、国家政策の強化になるのではという見方もあったのである（Johannet, 1995)。その後の歴史的事実からみれば、この事態の展開は、ジャコバン派（中央集権主義）の勝利なのか、ジロンド派（地方分権主義）の勝利なのかは、なお、判断がつけがたい*。

＊　地域機構の創出が医療プロフェッショナルによって受け入れられるかどうかの問題は、広い意味での「協議」（concertations）にかかわることであるだろう。フランスの病院が変わる歴史にお

いて、地域機構の創出の以前と以後の相違に留意すべきであろう。前節で著者が言及しているが、最近の日本において対応するものとして、二〇〇三年からの地域包括ケアシステム、二〇一五年からの地域医療構想がある（次を参照、池上直己著『医療管理』二〇一八年、医学書院、VI章）。

国家のレベルで決められた政策の責任を、地域に委託することは、問題がないわけではない。地方の側の行為主体は、中央の政策を実行するにあたって、能力や知識をつねに備えているわけではない。さらに、地方の側は、責任を引き受けたいとは限らない。たとえば、地域圏議会（Conseil Régional）は、病院医療の供給の地域における規制の問題に、概して積極的ではない。逆に、コミューン＝最小行政区の自治体の首長のなかには、自らの自治体の医療施設の行政会議の長となるべく要求したりする者もある。地域圏議会は現存の病院を防衛しようとし、他方、自治体首長は地域の医療の合理化の責任を引き受けようとしていると言えようか。

二〇〇九年、地域病院機構（ARH）が地域医療機構（ARS）に移行したとき、わずかの批判も起きなかった。病院、入院外診療、生活援助をふくめた調整が必要であるとの合意が形成されるようになったのだ。よかれあしかれ、地方機構は、正当性を獲得したのだ。

機構の専門家としての立場

一九九六年のオルドナンスは、地域機構にたいして、それらを統括する国立機構の刷新を求めている。すなわち、一九九〇年に設立された国立医療評価開発機構（Agence Nationale pour le Développement de l'»valuation Médicale, ＡＮＤＥＭ）は、国立医療認証評価機構（Agence Nationale d'Accréditation et d'Évaluation en Santé, ＡＮＡＥＳ）へと移行するが、さらに二〇〇九年には医療庁（Haute Autorité de Santé, ＨＡＳ）へと移行するとしたのである。ＡＮＡＥＳの主要任務は、つぎの三つからなる。すなわち、第一に、医療プロフェッションから提示されるクオリティの基準を集約し、公開する。第二に、入院、入院外診療における医療についての評価をおこなう。第三に、新たに、五年を期限として、「公共、民間、すべての施設は、手順にしたがい、施設のクオリティに関する評価を得なければならない」。そこで、地域機構は、積極的な役割を果たし、この評価の手順を医療施設が実施するよう努める。認証の遂行において、ＡＮＡＥＳ、そしてＨＡＳは、「プロフェッショナルと、それらの組織とともに、承認された科学的方法により、ケアすなわちプロフェッショナルの実践のクオリティに関する多元的な基準を構築する」（公衆衛生法典第L.791-3条を修正する、オルドナンスO.96-346第4条）。

最初の認証は一九九九年であり、続いて二〇〇五年に行われた。二〇一七年には、ＨＡＳが構築した基準の第四バージョンにより実施された。新たに、それは、施設を訪問する「専門家」の育成の向上を強調している。プロフェッショナル（医師、管理看護師、行政管理者など）は、施設を訪問し、認証のための評価報告を作成するのである。それは、評価手順をマネジメントの中枢に統合することになる。HASの専門家の訪問の前提として、マネジメントへの評価の統合により、それぞれの施設は、自己評価をしなければならないのだ。そして、評価と認証の結果は、ウェブサイトにおいて広く一般に公表される。

このような基準は、拘束ともいえるかもしれないが、行動の枠組みとして用いられるなら、一般的な利益となりうるだろう。医療のさまざまな当事者たちが、交渉をとおして契約に到達する際の知識をもつようになるのだ。

それとともに、「効率性 efficience」が基軸となる政策も保持される。HASの関与は、この発展の方向に位置づけられよう。HASのスローガンは、「クオリティと効率性による調整に貢献する」である。

HASの任務は、専門家の立場、すなわち、アドヴァイスによる推奨であり、あらゆる医療経済の評価を組み入れるようになっている。「よき実践」とは、エヴィデンス・ベイスド・メディスン(EBM、科学的根拠に基づく医療)に依拠していることだ。

けれども、機構の任務は、技術的、行政的アプローチからは離れていく。すなわち、組織の階層制によるだけでなく、同僚と専門家による調整が加わるのだ。

5　ニュー・パブリック・マネジメント*の活用

＊　民間企業と同様の効率性を公共組織においても重視する手法。

改革の有効性は、その促進者たちが、「変化への抵抗」と呼ぶ困難によって、阻まれる。そこには、相互に対立する多様な動態がかかわっていて、伝統と近代との争いというようには簡単に言えないからだ。病院の将来像についての競合しあう概念が、改革の現場で対立するのである。このような例として、内部組織、また、財政の様式について言及できよう。

一　「良き」内部組織の探求——万能薬はない（1）

病院は、長い間、「専門職の官僚制」のひな型とみなされてきた。しかし、それは、多数の部分に分割された組織と言えなくもない。実際、病院は、複数のユニット、複数の病棟、さらに複数の部門から構成されているが、二〇〇七年からは、さらに、「ポール」（pôle）* と呼ばれる、組織単位が導入された。組織のコーディネーションは、組織の階層制によっていたが、それはもはや効果性（efficacité）を保持できなくなっているのだ。

* 以下のパラグラフで説明されるが、病院組織は複数の病棟から構成されるが、今日、いくつかの病棟を統合する「ポール」が試みられ、それまでの部門をひきつぎ、いっそう組織的協同が実現しつつある。

ユニット、病棟、ポール

一九九〇年代までは、病院組織は、病棟に分割され、さらに病棟はユニット（一〇から二〇床）に分割され、組織の効果性に問題はなかった。けれども、病床の占有率にしたがって、人員を配分し、調整することは難しかった。医師、看護師をはじめとするスタッフは病院組織全体よりは、医療の専門分化した病棟に帰属意識をもっているので、スタッフが、ある病棟から別の病棟へと移動することは容易ではない。病棟ごとに専門分化した組織は、病床が空いていても、当該の病棟に入院する患者が増える事態に備えていることが正当化されたのである。これは、救急の患者が入院を待たなければならない原因でもあるのではないか。すなわち、「救急医療の混雑を減少しようとすれば、入院だけでなく退院にも関心を払う必要があるのだ」（Mossé, 1996）。

病棟の医長は、終身の地位であり、他の医師にたいして全権を掌握していた。たとえば、医師が、医長から、あるユニットを任せられることは、将来を約束されたのも同然であった。チームの安定性は、「特権的な権威者」である医長に従うことで、病棟の経験、それゆえ能力が積み重ねられることによって生み出されていた。資源（人的、技術的、建築構造的なそれ）へのアクセスは、医長の間で調整された。このような医長中心の組織は、プロクルステスのベッドの哲学、すなわち形式的な統一の哲学に依拠していたのであり、病院だけでなく、あらゆる公的施設にあてはまることであった。

しかし、いまや、このような組織内の分割は、合理化の障害となることが明らかになった。規模の経済を実現するという理由で、一九八四年に、「部門化」（Départmentalisation）、すなわち病棟の統合が試みられた。それは、より大きな領域を構築し、それに基づいて医療スタッフの配分をおこなうというものである。そこで、この改革は、医師の権力に対する挑戦とみなされ、組合を組織した病棟の医長たちからの抵抗に遭うこととなった。

二〇〇〇年代は、政策の重点が効果性から効率性へと移行しただけでなく、医師、およびパラメディカルのプロフェッショナルの内部にも経済の考えが広がった。そこで提示された「ポール」（pôle）と呼ばれる複数の拠点への病棟の組織統合は、部門化の考えを継承し、より発展させることをめざす。「ポール」とは、それまでの病棟の、いっそうの統合によりつくられるのである。このような統合は、医療の論理（病理、ケアの経過）、その医療への技術的支援の論理を考慮している。「ポール」の医長は、病院の医師の委員会からの推薦により病院長（管理者であって医師ではない）が任命し、その任期は四年である（再任は可）。二〇一四年のフランス厚生省の報告書によれば、「病院の意思決定者たちの多数は、『ポール』への組織化に、いかなる難色も示していない。一部の例外は、予算が限られていたり（三〇〇〇万ユーロ以下）、四つ以下の少ない『ポール』からなる施設の場合である」（Domy et al., 2014）。

実際、実情は多様である。この多様性は、管理者の病院長とポールの医長との契約の内容による。管理の移譲（病院長からポールの医長へ）は、きわめて限られているのだ。厚生省の報告書は、次のように結論づける。「病院の管理は、それゆえ、一方では、『ポール』に対してより大きな自律性を与え、力動性と責任遂行の魅力を提示するが、他方では、病院の管理自体が結果のリスクを引き受けることなく、ひたすら行政に服従するだけとなってしまう」（ibid.）。自律性と統制という、このような対立は、おそらく、厚生省から、地域医療機構をへて医長にいたるまで、調整のあらゆるレベルにみられるだろう。

このように考えるなら、病院の管理は、徐々に、組織のエキスパートの援助を受けながら、内部の分割を埋めつつ、病棟間の競争、そして収益性を促進することになる。

改革は、これまでの階層制を犠牲にして、自律性と責任への志向をめざすものであり、それは、いま、「ポール」の組織に依拠している。それは、私的企業における「プロフィット・センター」（利益に責任を持つ単位）に対応するだろう。

競争対責任

しかし、病院が、市場の圧力によらずに、病棟間に競争をつくりだすのは、民間企業について、市場部門で観察されてきたのと同様の難点を持っている。この競争は質・量ともに適切なプロフェッショナルのスタッフを惹きつけるが、病院自体には戦略の選択の余地はあるとは言えない。

それゆえ、病院は、まぎれもなく企業として、これまで保持することがなかった自律性を獲得しなければならないだろう。しかし、この展望においても、ケアのシステムの有効性は異なる行為主体の相互作用による妥協の結果となる。それゆえ、病院にとって、次の三つの形態の発展が考えられる。これら三つの形態から病院が見出すことができる選択は、病院がその地域の環境に統合され、そこで果たそうとする社会的役割によるだろう。

第一の発展は、これまでの活動の成長の延長、すなわち「同型的」(homothétique) 成長である。これによれば、すでに増加している患者の入退院の入れ替えは、いっそう加速化しなければならず、それゆえ、医師、パラメディカルのスタッフへの負担は増加し、技術的に難しければ非人間的なケアとなる。

第二の発展は、これまでとは異なる新たな役割の発展である。たとえば、二〇〇〇年代初めになると、予防は、病院の機能となりつつある。これは、地域の環境での開業医師の不足への対応であり、他方、これまでの病院のケアを継続、成長させるには資源の不足の問題があるためでもある。これは、地方の小規模な病院センター（Centre Hospitalier）の場合であり、病院による予防では先駆的な役割を果たしつつある（Dodet, 2007）。

第三の発展は、病院の従来の活動の一部を外部化することである。すなわち、病院の中心ではない活動、たとえば、在宅入院にみられるように、活動の一部を、公共的部門であれ、民間の部門であれ、競争市場の領域に移行させるのだ。一方では、看護師が、これまで以上に資材の準備にかかわるようになるが、他方では、ますます、病院外の企業の人員が、衛生、調理、洗濯の領域に関わるようになる。

それゆえ、今日の病院は、対立を孕む多様な形態に直面していると言える。

二　よき財政の様式の探求——万能薬はない（2）

以前から、病院の財政は、再検討、修正、さらに「再構築」の対象とされてきた。すなわち、経済モデルの変化が「影響力」をもっている。

今日において支配的な財政の様式について言及する前に、すでに忘れられた様式の歴史について一瞥する必要があるだろう。それらの様式は、それぞれの時期においては、万能薬とみなされていたのだ。

出資すること、すなわち促進すること

入院「一日あたりの価格」(Prix de journnée) での支払いに依拠する財政は、一九八〇年代はじめまで、公共、民間いずれの病院でも一般的であったが、ある意味で効果的であった。その供給増加主義的な特徴は、寛容な管理統制と結びつき、病院の供給の急速な成長を可能としたからである。しかし、その財政は、遅からず、欠陥が明らかになった。それぞれの病院は、互いに、模倣と競争によって、設備の設置を追求するようになり、入院の件数を増やすことで収入を増やすことは容易であった。それが、必ずしも人々の医療のニーズに関係していたわけではない。

一日当たり価格の上昇を国民社会レベルで固定すべく「指導的指標」が導入され、それを超えることは理論的には許されないことであった。しかし、「指導的指標」によっては、医療全体の成長を抑制することも、価格の上昇を押しとどめることも、地域間の不公平を制限するこ

とも、不充分であった。

財政の様式を変える必要があった。一九八六年からは、「包括予算」（Budget Global）が、実行可能な解決策だった。

包括予算は、公的部門の施設、および非営利的な民間施設に適用された。クリニックは、一日当たり価格での支払いにとどまった。それぞれの病院の予算は、前年の出費を基礎に計算された。このように、包括予算は、「節約家」ではなく「浪費家」である病院の現状を固定するだけだった。

さらに、施設を赤字のままにしておくことは出来ないため、追加予算が常態化していた。公共と、利益を追求する民間という二つの領域は、同じ様式での財政ではなく、そのことによって、二つの領域間での異なる患者の分け合いによって、地域間の不平等が拡大した。

そこで、一九九〇年代末、再度、財政のゲームの規則を変える必要があると考えられたのである。それは、活動に関する費用の計算であった。

活動への財政

二〇〇四年に導入された「活動による支払い」（Tarification à l'Activité, T２A）は、それまでの財政を根底から変えた。T２Aは、二〇〇八年、一日未満の部分入院（内科、外科、産科、

ＭＣＯ）にも適用され、診療行為による出来高払いに近似するようになった。フランス厚生大臣、政府の考えでは、「施設の必要と期待に制度を最良に適合させるためにこそ」（DGOS, 2017）、Ｔ２Ａは、公立病院において、民間のクリニックの支払いシステムに歩調をそろえたことになるのである。以来、ＭＣＯの部分入院の医療は、Ｔ２Ａによって、一〇〇％支払われることになった。その料金は、施設において実施される毎年の調査によって明らかにされた平均コストを根拠に確定される（Moisdon et Tonneau, 2008）。

Ｔ２Ａは、病院が引き受けた患者の病理によって、平均コストを基に病院への報酬を決める。平均コストは、入院滞在の同質的グループ（Groupe Homogène de Séjour, ＧＨＳ）*ごとに算出され、社会保障から支払われる料金である。他方、一定の費用のかかる薬品、医療設備は、追加料金として計算される。

＊　ＤＲＧ（Diagnosis related groups）診断群のことである〔六六頁参照〕。

これらの料金のあるものは、ＯＮＤＡＭ〔八二頁参照〕を尊重すべく、削減されることもある。それは、実際の医療活動が、予測していたよりも超過する場合である。

しかし、このような調整は、たとえば地域間で異なることも可能であるが、斉一的に実施されているのである。地域間で異なる料金が実現すれば、公平性をめざす行動の手段となるであろうし、実践を、地方の「慣習」によって判断するより、バランスをとれたものとするであろう。(注)

注　たとえば、県によって、扁桃腺手術は一〇万人あたり年二八件から一六八件という差があり、肥満手術は八件から一七〇件の差がある。

包括予算に替わる財政様式を正当化する議論は、これからの改革を教導する哲学の意味に関わっている。すなわち、T2Aという新たな財政様式を擁護する根拠は、病院の行動主体としての責任を喚起し、行動主体が説明する必要性を要請することにある。「このような透明性が、病院の戦略的な自己分析を促進し、供給の拡大に対する供給の再構成を促進するだろう。それゆえ、ニュー・パブリック・マネジメントの動的概念においてこそ、T2Aが正当化されるのだ」(Molinier, 2005, p. 41)。

いかにも、一般に言われているように、T2Aのリスクは、病院が「収益性のある」患者を選別し、他を排除するであろうということである。すなわち、「T2Aの実施は、病院システムを市場を模倣したものにし、それまでのシステムを根底からくつがえすことになる。T2Aは、患者の選別、ケアのクオリティ、収益性のない活動の廃止を促進するのだ。今後は、病院施設は、悪化した健康状態によって過剰のコストを生む患者をケアしないだろう」(Domin, 2015)。

しかし、フランスのケアのシステムの現実では、このようなリスクは少なく、優遇措置によって対抗できる。たとえば、病理は同じでも、貧しく孤独で脆弱な人のケアの「価値を引き上げる」ことが決定されたのである。具体的には、このような患者の病院への滞在の料金を、毎年の「費用の国民調査」による疾患群ごとの費用の中央値の計算結果より上回るようにするのである。

T2Aを制限する

T2Aの実際の危険は、病院の目先の収益性のみを追求し、社会的使命を軽視することにある。患者個人の状況を中心とする財政様式は、処方のプロトコル〔手順〕の厳密な標準化を推進する。その結果、T2Aは、患者の病床における生産性の追求を、それゆえ、公共医療のニーズよりも産業の論理を優先することになる。

二〇一〇年代、ニコラ・サルコジ大統領の政権のもと、「一〇〇%T2A」という目標が掲げられた。けれども、文字通りT2Aが医療財政の一〇〇%を占めるようになれば、危険な事態になっただろう。というのは、そうなれば、病院は、その社会的使命（科学的研究、医療連携への参加、予防や活動など）から遠ざかることになるからである。

幸いなことに、一定の活動は、T2Aによる財政には依拠していない。公立の施設の多くの業務の財源は、「一般利益と契約化への助成の任務」（Missions d'Intérêt Général et d'Aide à la Contractualisation, MIGAC）であるからだ。それらの任務のなかで、ある活動は、基本的には大学病院センター（ＣＨＵ）で実施される。すなわち、教育、研究などである。他の活動は、他の病院施設と広く共有される（救急、および、臓器移植のためのコーディネーション）。このような任務は、地域医療機構（ＡＲＳ）と各施設との間の契約の枠内で実施されるのである。実際、地域医療機構の政策のもと、病院の赤字を抑制すべく、このＭＩＧＡＣの役割は増加し、財源の二〇％に到達している。

Ｔ２Ａの実施についての二〇一六年の一つの報告（Véran, 2016）において、Ｔ２Ａの財政様式が五〇％を超えないようにするという議論（Mossé et Naiditch, 2005）が言及された。その報告では、Ｔ２Ａの長所は、効率性の追求を共有する言語、考え方を広めることであるとされている。他方、短所は、次の点にある。「Ｔ２Ａは、より注意を要する患者、すなわち、慢性疾患の患者、高齢者、そして脆弱な状況における患者を引き受けることを評価しない」（Véran, 2016, p. 14）。

二〇一七年五月の大統領選の結果、厚生大臣に着任したアニエス・ビュザン（Agnès Buzyn）は、Ｔ２Ａの割合を減らす決定をした。すなわち、Ｔ２Ａ以外の財政様式として、一方では、患者個人の医療としてではない、以前の包括予算ともいえる一括前払いを、他方では、「ケアの経路」（parcours des soins）への報酬を考慮したのである。公立、私立の病院は、互いに、他の施設とともに、また、独立開業の医師とともに、医療において連携することが出来るのだ。

それらの連携は、契約として形成され、各病院は、競争しあう企業ではなく、公共へのサービスにおけるケアの供給の基軸となる。このような地域の連携は、Ｔ２Ａの財政への補完となるだろう。

注　アニエス・ビュザンの経歴は、医療システムの進化と重ねてみれば、興味深い。彼女は、フランス国立癌センターの所長、核エネルギー委員会の委員、医療庁長官を経て、厚生大臣に着任した。彼女は、血液学の専門家としてパリ大学の教授でもある。

実験を試みる

二〇一七年九月の社会保障財政法（Loi de Financement de la Sécuruté Sociale, LFSS）は、以上のようなＴ２Ａ以外の財政様式による補完への実験の道を開くといえる。病院は、Ｔ２Ａとは別に、疾病保険などの財源と調整のうえ、「ケアの経路」への報酬を試みることが可能となる。報酬は、公立病院、民間病院、開業医師で分け合うことになるだろう。このようにして、「ケアのエピソードへの報酬」と名づけられた試みが、一定の病理（腎臓病、放射線療法で治療中の癌、小児肥満）に関して開始されたのである。その目標は、必要のない入院を避け、患者の受け入れを改良することである。

この目的のために、ＬＦＳＳの五一条項は、実験は五年間実施されるだろうとしている。それらの実験によって、医療の諸部門において組織変革が生まれるだろう。それは、「患者の受け入れ、および患者のケアの経路の改善、さらに、医療システムの効率性や、ケアへのアクセスの改善をめざしている」。その財源は独自であり、フランスの全国レベルで試みられる。ケアの経路の問題だけでなく、さらに、適切なケアが適切な時機に提供できるようにするという問題がある。上院議会による報告におけるように、この問題への取り組みは、医療プロフェッショナルの行動主体間の「閉鎖性からの脱却」、財政様式の変更にかかっている(Vanlerenberghe, 2017)*。

＊ このようなケアの経路を重視する組織において、コーディネーターとしての看護師の「高度実践」(pratique avancée)が注目されるだろう(「結論」参照)。

このような実験が発展するのか、そうだとしても、よい結果を生むのか、予測は難しい。救急医療の例が、問題と解決を示唆している。実際、救急搬送は、二〇〇〇年以来、毎年三・五%の割合で着実に増加し、二〇一六年には二〇〇〇万件を超えた*。この搬送数が、適切でないことは知られている。

＊ 日本の搬送件数は、総務省によれば、平成二八年度で、六〇〇万件を超える。

このような機能不全は、開業医と病院との間の閉鎖性にあるだろう。救急医療への依頼の多くは、開業医の対応が出来ないこと(とりわけ週末、夜間)によるが、また、患者が、開業医より病院を評価していることによる。七・七%の患者は、当日のうちに自宅に帰るという結果になっている（以上の統計数値はDrees参照）。

このような状況に対応するため、「当直の医療の家」（maison médicale de garde）という施設が開設された（Gentile et al., 2005）。そのねらいは、患者を他の代替的な受け入れへと導くことである。しかし、この施設は病院の付属であるが、現在まだ成功しているとは言いがたい。

三　ニュー・パブリック・マネジメントと精神医療——戦略かあきらめか？

精神医療のプロフェッショナルは、長い間、自らの実践と組織を問題にしてきた。一九六〇年代、それは、プロフェッショナルのリフレクションと行動とによって、地域を基盤に組織された患者の受け入れを開始することとなった。けれども、二〇〇〇年代になって、ようやく、精神医療全体の共通の基軸をつくる試みが本格的に議論されるようになったのである。精神医学は、その内部での対立を孕みつつ、精神医療の場の調整についての論争が、プロフェッショナルによって主導されてきた。このような論争は、精神医学がニュー・パブリック・マネジメント（ＮＰＭ）によって発展するうえで有意義であるだろう。

精神医療がＮＰＭを把握するとき

それゆえ、診断のリストは、精神科医にとっても、心理学者にとっても、問題となる。そこで、診断リストは、ＷＨＯの国際的枠組み（Classifications Internationales des Maladie de l'OMS, CIM-10th Revision）を受け入れるプロフェッショナルと、その適切性に同意しないプロフェッショナルとの対立となる。二〇一〇年にインタヴューした精神科医は次のように言う。「診断をするとき、ＣＩＭ―10でおこなうよう義務づけられている。それは、事態を枠組みに閉じ込めようとすることだ。（…）私は、誤った診断に時間をとられることになる」（インタヴュー、二〇一〇年）。

ＣＩＭ―10への反対は、かなり、精神障害への精神分析的アプローチと認知行動アプローチとの対立、そして患者を開放的病棟に受け入れるか否かに関連している。インタヴューした精神科医の指摘によれば、ＣＩＭ―10のシステムは、窮屈なコーディングの手順である。

公衆衛生高等会議（Haute Conseil de la Santé Publique, ＨＣＳＰ）の報告は、二〇一一年―二〇一五年の計画を評価するねらいがある。しかし、それは、地域医療機構（ＡＲＳ）の役割を重視しつつ、計画の効果については、あまり関心がない。「この計画は、地域医療機構によって、戦略的な目標をめぐって立案された。ＨＣＳＰは、精神医療の政策は、短期の計画の連鎖よりは長期の計画の展望に立って、省庁間の調整に依拠すべきであると考える」（HCSP, 2016）。

議論は、閉ざされても、長引いても、プロフェッショナルの間では緊張が高まる。プロフェッショナルたちには会計計算書の提示へのためらいが、ＮＰＭの担い手には財政目標に関してのいらだちがある。エージェンシー理論によれば、緊張解決には、情報の公開が適切な教示となるということだ。情報公開が実現しなければ、資源の適切な配分に到達できない。

評価、力関係

ケアのクオリティを合理化し、教導するための手順は、医療経済の厳密な評価の手法と比べると、行動主体であるプロフェッショナルの当事者に、より受け入れられやすい。その過程においてこそ、現場のプロフェッショナルが自分たちの場を持っているからだ。そうであれば、当事者による「プロフェッショナルの実践評価」（Évaluation des Pratiques Professionnelles, ＥＰＰ）についても、同様であろう。

ＥＰＰは、精神医療の領域で、以前から使用されてきた評価の方式であり、医療プロフェッショナルの全体が関わることが出来る唯一の方式である。すなわち、それは、公共および民間の施設、医療・心理センター（Centre Médico-Psychologique, ＣＭＰ）（フランスの精神科医療のコンサルテーションの施設）、開業医に共有される。ＥＰＰは、評価の「二重」の方式である。すなわち、ＥＰＰは、一方では、プロフェッション内部で実施される自己評価（病院、および

ＣＭＰいずれも）であるが、他方では、医療庁（ＨＡＳ）による医療施設の認証に必要な手順でもある。

ＨＡＳの基準は、認証への専門家のフィードバックによって、たえず進化している。ＨＡＳは、以前は、内科、外科、産科（ＭＣＯ）と精神科とにおいて、ＥＰＰを分けて考えるようにしていたが、もはや、そうではない。精神医療は、ＭＣＯで蓄積された経験を活用し、それぞれの施設の事情を尊重できるようになっている。

評価の基準や技法の定義に関するフォーラムに、プロフェッショナルの当事者の多くは、最初は躊躇し（Leblanc, 2013）、反発すらしていたが（Gori, 2013）、参加するようになったのである。このプロフェッショナルの参加には、まず、精神医療の領域で実現してきた活動の価値の承認への希望があるからだ。そして、プロフェッショナルの当事者にとって、自らの声によって、今後の評価の仕方を変えることが必要であると考えるようになったからだ。国立保健医学研究所（Institut Nationle de la Santé et de la Recherche Médicale, ＩＮＳＥＲＭ）の一人の研究者は次のように言う。「精神医療の評価をめぐって、議論がなされた。そこでは、『そうだ、けれども……』と発言できた。していることが、よいか、そうでないか、問わなければならない。それは、いまの社会にとって不可欠なことだ。そうしなかったら、他の誰かに勝手にされてしまうだけだよ」（インタヴュー、2014）。

このような評価をめぐる運動は、まだ精神科には完全に適用されていなかったＴ２Ａの拡大をめぐって生まれた。

精神医療における現在の動態は、一つの戦略であると言える。それは、もはや評価やニュー・パブリック・マネジメントを拒否することではない。重要な戦略とは、その流れを修正することなのだ。プロフェッショナルにとって、実践に関する基準の定義を考えることが不可欠であり、そうであれば、それら基準に従いやすいだろう。

精神医療の例は、他の専門領域より対立があっても、プロフェッショナルの行動主体が、調整の中心になれることを示している。

6 施設のプロジェクトからプロジェクトの施設へ*

＊ 施設がプロジェクトをつくり、それによって、施設自身が変わることを示唆している。

プロジェクトは、それに関与する行為主体によって提示される実施の手順である（Grenier et Bernardini-Perinciolo, 2015）。そこで、プロジェクトをめぐって、二つの問題、すなわち、クオリティ（質）の問題、また、施設の境界、すなわち地域圏における施設の位置づけの問題がとりあげられなければならないだろう。

一 プロジェクト――どのようなクオリティか？

施設のプロジェクトによるクオリティを確保するため、一九九〇年代初めより、国の政策は、病院に、いっそうの自律性を与えるようになった。一九九一年七月の病院改革法が示しているように、「厳密な予算の論理から、病院がニーズの進化に適応する論理へと移行することが重要なのである」。予算は多様な出所に依拠しているけれども、施設のプロジェクトを実現するための手段であることが前提であり、医師たちが提案したプロジェクトは、地域医療組織構想（Schéma régional d'organisaton sanitaire, ＳＲＯＳ）に適合しなければならない。

プロジェクト、明らかにされる手法

しかし、同時に、機構（Agence régionale d'hospitalisation 地域病院機構、後に Agence régionale de santé 地域医療機構）にとっては、プロジェクトをとおして、施設のめざす展望を知ることができ、施設にたいするニーズ、施設の資源を知ることが出来る。それで、「エージェンシー理論」が示すように、プロジェクトを明示することは、プリンシパル（機構）とエージェント（病院）との情報の非対称性を抑制することになる。

経営管理の見地からみれば、プロジェクトを通して、中期の展望のなかに、多様な調整を組み入れることが可能となる。そして、病院が対立する論理に巻き込まれても、その使命とスタッフの参加とを確保できるのだ。企業において真実であることは、病院においても妥当する。病院には、多様な職業、複数の組合、重層的な階層制があるとしても、それらのコーディネーションが可能である。

二〇一七年、地域医療機構と病院それぞれとの間に、多年度にわたる契約が義務となった。参加によるマネジメントとして、プロジェクトは、フランス厚生省の病院管理部、地域医療機構、なによりも病院のスタッフの重要な関心となる。

とはいえ、詳細な手順とプロジェクトとを調和させる努力にもかかわらず、行為主体の総体からの多様な提案を一つにまとめるのは容易ではない（Foulquier et Greffier, 1992）。

このような困難は、あらゆる組織が遭遇することだが、病院のプロジェクトは、非常に多くの行為主体が将来の構築に関与するがゆえに、集合的合意と動員が、いっそう求められよう。このような信頼関係の形成は、それまでの経営学や会計学、また単一のプロフェッショナルだけの論理では不可能であるだろう。

けれども、このような行為主体の総体は、クオリティの要件をめぐって生成する動態を強化する。それは、広く共有される準拠によって規定されるが、同時に、それぞれの施設に固有のものでもある。

このようなクオリティをめぐる二重性（普遍性と個別性）は、認証と協議の手順がめざすところである。手順が広く一般的であるとしても、目標は各施設に固有のものであるだろう。この多様性こそが施設にとって好機となるのである。

クオリティにかかわる手順は、マネジメントの手法であるが、実践を形式化し、評価と伝達を容易にする。従来の評価とは異なり、クオリティにかかわる手順は、関与者たちの相互作用、コーディネーションを中心におく。さらに、ケアのクオリティの評価が技術的行為とその結果にかかわるなら、行為主体の自己リフレクションが導入されよう。

ケアのクオリティの改善をめざす財政的誘因（Incitation Financière à l'Amériolation de la Qualité des Soins, IFQAS）と名づけられた、二〇一一年の実験は、フランス厚生省の医療管理部、公共医療高等学院の共同で試みられた。それは、病院にたいして、いくつかの指標による測定結果に基づいて報酬を与えるという、ケアのクオリティの改善をめざすものであった。「目標は、施設のクオリティの評価のモデルを、クオリティの指標により構築し、この評価の結果に基づいてクオリティの向上を財政的に価値づけるのである」（HAS, 2015; Minvielle, 2005）。

クオリティを数量化する

いかにも、クオリティの評価は、単一の指標によって尽くされるものではない。であればこそ、クオリティにかかわる手順の第一歩は、組織によって追求される目標を集合的に明確化することなのだ。このように考えるなら、クオリティの改善と施設のプロジェクトとは、関連づけられなければならないだろう。それゆえ、クオリティの改善と施設のプロジェクトは、結びつけることが出来なければならない。ケアのクオリティの改善と効率性の契約（Contrats d'amériolation de la qualité et de l'efficience des soins, ＣＡＱＥＳ）であるのだ。二〇一七年以降、それら契約は、地域医療機構、医療施設、疾病保険の間の多様な手順を集約してきている。それら契約は、数年間の契約とされ、あらたな調整の原則を尊重しつつ、実践の改善のための選択的である義務と共通の義務とから構成されることになる。

このような手順を市民に公開し、「医療の民主主義」を実現すべく、医療庁は、スコープ・サンテ（Scope-Santé）と呼ぶインターネットのサイトを設けた。それによって、ケアのクオリティの情報のほとんどが、施設ごとに入手できるようになった。（注）

注　スコープ・サンテのサイト（https://www.scopesante.fr/）は、「私は知る、私は選ぶ」という言葉からもわかるように、「消費者主権」の理念を借用しているようにみえる。けれども、情報を与えられることで意思決定の適切性は得られるのだろうか。さらに、この意思決定はクライアント個人のことにされているのではないだろうか。

それゆえ、マネジメントの手法を病院の特殊性に適用することで、経営管理の医学、経済、社会の多様な次元を組み入れることになる。この異なる次元の統合は、多様なプロフェッションの境界を超えるために、容易ではない。経営管理の文献において、著者たちが「フランスの病院における医学・経済学の創出」と名づける事態が見いだされるのは興味深い（Valette et al., 2015）。

二　どのような医療施設をめざすのか？　再編成ではなく、グループ化

ずっと前から、病院の領域における「再編成」(リストラクチャリング)が、医療政策の課題となっている。しかし、関係する諸勢力の対立が強まれば、供給を「再編成」することは不可能となるだろう。施設の数は維持され、雇用はわずかだが増加し、「産業主義」の基準に従いつつ、一九九〇年代のフランスの病院は、再編成されることはなかった。病院の行為主体の言説においては、再編成の語は、穏やかな形態の漸進的な変化ではなく、多様な再組織化(合併、閉鎖、資源すなわち人員の削減)を意味していた。それゆえ、再編成されることのない病院と、その行為主体は、「変化への抵抗」に無縁であり、それどころか合理化の動態と考えられていたのである(Mossé et Paradeise, 2003)。

「再編成」問題解決の探索

多様な状況での無力感は、「再編成」という語の多義性、その不安と結びついている。病院の行為主体からすれば、その語は、現行の状況を問題としない、柔軟な形態の変化であるとともに、困難で、効果的でない再組織化(合併、閉鎖、資源と人員の削減)を意味する。病院と

行動主体は、過去においてのように合理化に捉えられるのではなく、合理化を捉えるのだ。

一九九九年末、フランス厚生省は、「病院の再編」についての研究プログラムを開始した。おそらくは、一九九一年の病院改革法、引き続く一九九六年の政令による政策の進展は、合理化についての若干の具体的な修正であるかと思われた。そこで、いくつかの病院は合併し、また消滅する病院もあるかと思われた。しかし、実際は、それどころではなかったのである。

規模の経済が、しばしば、再編成の地平で議論されたが、留意に値するものは見いだされなかった。さらに、パフォーマンスの基準が施設にとっての焦点であったが、それら基準は、多くの行為主体、多くの施設などが関わる再編成の評価に必ずしも妥当しなかった。他方、協力は、施設間の統合には必要条件であるが充分条件ではなく、また「自然」になされることでは全くない。すなわち、誘引、協定、そして義務としての拘束条件が、効果の生産に不可欠なのだ。

それゆえにこそ、多くの意見交換の場が病院に（病棟での議論が、施設でのプロジェクトについての会議で）、また、病院の周辺に（地域医療組織構想の議論が、地域医療の討論会で）生まれたのである（Kerleau, 2003）。

二〇〇〇年代の初め、一九九六年の改革の実施は、部分的にすぎなかった。施設は、認証の手順に関与していたが、一〇%の施設のみが、二〇〇二年末に、国立医療認証評価機構（Agence nationale d'accréditation et d'évaluation en santé, ＡＮＡＥＳ）からの認証に到達できただけである。また、利潤追求の民間の施設は、すべて、地域病院機構と契約を取り結んでいたが、公立施設とは比較にならなかった。施設のプロジェクトは、その具体化がさまざまであったのである。地域病院機構は、情報不足のゆえ、「ただ従来どおりに資源を割り当てる」しかなかったのである。このような惰性においては、合併も、閉鎖も実現するどころではなかった。

しかし、いまや、経済的条件、会計・財政のバランスとともに、再構築のときがきた。そして、再編成ではなく、再グループ化、および協力が課題となった。

異なる施設間のケアのコーディネーションを実現するため、二〇一六年の、医療システムの近代化に関わる医療法（厚生大臣の名から、通称トゥレーヌ Touraine 法）は、地域の病院のグループ化（Groupement Hospitaliers de Territoires, ＧＨＴ）の創出を義務付けたのである。ささやかではあったが、これまでの地域における病院の共同（Communautés Hospitalières de Territoire）を引き継ぐものであった。

グループ化、必要か義務か

地域の病院のグループ化は、ニーズに応えるものである。二〇一七年六月の時点で、あらゆる規模の九〇〇あまりの公立施設が、一五〇ほどのグループを形成していた。それぞれのグループは、そこに参画する施設が共同のプロジェクトを形成し、その地域の近接性に基づく効率的なサービスの供給をめざす。このような地域の近接性によるグループ化は、いっそう展開されなければならないだろう。

このような医療組織のイノベーションの政策は、次の四点に要約できるだろう。

第一は、地域の病院のグループ化は、クライアントを中心とするケアの「経路」、「道筋」の論理に関わっている。個別の病院が外に開かれるのは、中央の政策によるだけでなく、地域における多様なプロフェッショナルの関係の帰結なのだ。「経路を基軸とする医療の発展は、国民医療、そして医療法の戦略であり、病院サービスの供給の地域のコーディネーションを前提としていて、専門化した施設間で、患者の継続的な医療を確実にする」(ARS, février 2017)。

第二に、立法の立場からすれば、すでに発展しつつある現実の進展を促進することが課題となる。しかし、この「経路」の重視は、政策によるものでもあり、合理化の新たな局面なのだ。

第三に、このケアの経路に関わるコーディネーションの具体的手法は、「プロジェクト」にほかならない。この概念は、一九九一年に誕生したことを想起しよう。医師たちをはじめとして従業員を共通の目標に動員するのだ。今日、プロジェクトは、地域において、個別の施設を超えて、施設間で共有される。けれども、医師の参加への動員が第一であり、社会福祉や看護は、それに続くのであった。「患者志向の枠組みにおいてであれ、まず、地域の施設の医師のプロジェクトの形成が先行することになる。医師たちが共同でプロジェクトをつくりあげることで、地域のケアの経路の創出が容易になり、ケアの供給の段階を組織し、クオリティが保証されたケアへのアクセスを確保できるのだ」(ibid.)。

いまや、すでに、地域医療機構は、地域病院のグループ化についての協議を実験的におこなうことになった。この試みは、自主的におこなわれているが、二〇二〇年からは義務となることとされている。

第四は、地域の病院のグループ化には、ある柔軟性の余地がある。「地域の病院のグループ化は、原則として、すべての公立の施設の義務であるが、その実施にあたっては、柔軟性が確保されている。すなわち、施設は、パートナーを選ぶ自由があるのだ。医師の参加によるプロジェクト共有こそが、協力の実現を導くこととなっている」(ibid.)。

地域によるアプローチは、二〇〇九年の医療改革法(HPST)以来、どこにおいても見出されるようになり、病院の再組織化の基本となっている。

自律性は、一九九六年の法と政令により、推奨されるだけでなく、確実なものとされなければならなくなった。そうであるからこそ、地域医療機構が、最終的に、地域病院のグループ化とプロジェクトを地域圏全体の「地域医療計画」に適合するように努めなければならない。「地域医療機構の首長は、地域病院のグループ化の協定が、地域医療計画と合致するように努めるのである」(ibid.)。

最後に、言及しておかなければならないことは、地域医療機構から提示されたケアの経路の組織化についてである。「組織間のコーディネーションは、しばしば分断化を自由にしておくことがあるが、統合によって、その分断化を減少させなければならない」(HAS, 2014)。それゆえ、統合は、上から正当化され、それゆえ制度的な協力となる。患者が認めるケアのクオリティの向上をとおして、統合は下からも正当化される。すなわち、「統合は、複合的な状況で患者に関わるケース・マネジメントの行動と結びつけられ、ケアの結果を向上させる」(ibid.)。

このようにして、厳密に産業的な論理とは異なるモデルが施設に関して描かれよう。産業的モデルは、成長の要請にしたがい、市場の論理とともに現れることが出来たのであろうか。そうではなかったのである。技術の進歩に向かう産業化を抑制するために、選ばれたのは市民社会の論理であった。この市民社会の論理こそは、国家の計画、地域の計画、地域のプロジェクトを関連づけ、個々の病院をグループ化に向けて外に開くのである。

第Ⅱ部の結論

医療の消費の目標（ONDAM）により、協議の手順をとおして、医療のプロフェッショナルは、自らの実践の経済的帰結を認識するようになり、実践における効率性を重視するにいたったと言えよう。

ニュー・パブリック・マネジメント（NPM）は、マックス・ウェーバーの支配の社会学から考えるなら、人々に支配の正当性を受容させることであるかもしれない。[*] けれども、ニュー・パブリック・マネジメント、プロジェクト、そしてクオリティの追求は、管理の手法でもなければ、管理をよそおうイデオロギーでもない。いま、病院の行動主体にとって、実行の基準を構築する力が問われている。それは、「自律性」(autonomie) と言ってよいだろう。

＊　ウェーバーは、『経済と社会』において、支配の正当性、すなわち人々に服従を要求する根拠

によって、支配を、伝統的、カリスマ的、合法的に類型化した。しかし、ウェーバーは、これらの支配から自由な都市の市民の「非正当的支配」(nichtlegitime Herrschaft) について論じている (Cf. Swedberg, R., *The Max Weber Dictionary*, Stanford, Stanford University Pr., 2005)。

一般的利益と契約化推進の任務（MIGAC）は、測定することが容易な効率性のみを人々に強調するのを改めることになるだろう。そして、入院期間（DMS）が延長されることも排除されないだろう。短期の入院だけでは、患者のニーズ、期待を充足できるとはかぎらないからである。プロフェッショナルからみれば、患者の引き受けにおける「関係」の側面（T2Aでは解決できない）は、考慮されるべきであろう。すなわち、チームでの仕事を組織化し、さらに外部と協力するのに要する時間は、評価することが出来るのではないか。

日本の入院期間は、「過剰に長い」と考えられているが、それは過度に産業的な見方なのであり、むしろ、これからの病院の先駆かもしれない。

このように、推論豊かに展望を構想することは可能である。その展望が、これまでの病院の境界に制限されないなら、合理化は、キュアだけでなく、より広範囲に関わる。すなわち、合理化は、狭義の施設だけでなく、地域の多様な医療に関わっている。資源配分は、誘因となり、行動となるが、それらの原則は、明日の病院を展望する。

しかし、このようなことが成功するかどうかを予測するのは難しい。それどころか、個別の

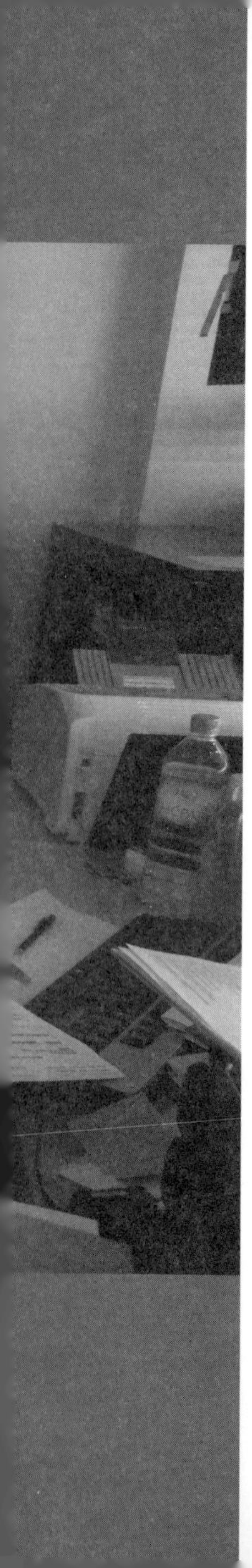

利害、すなわち、コーポラティスト（職業団体の個別利害中心）的な対応、局所的な政治力、それらに対する弱腰の財政が再現するかもしれない……。

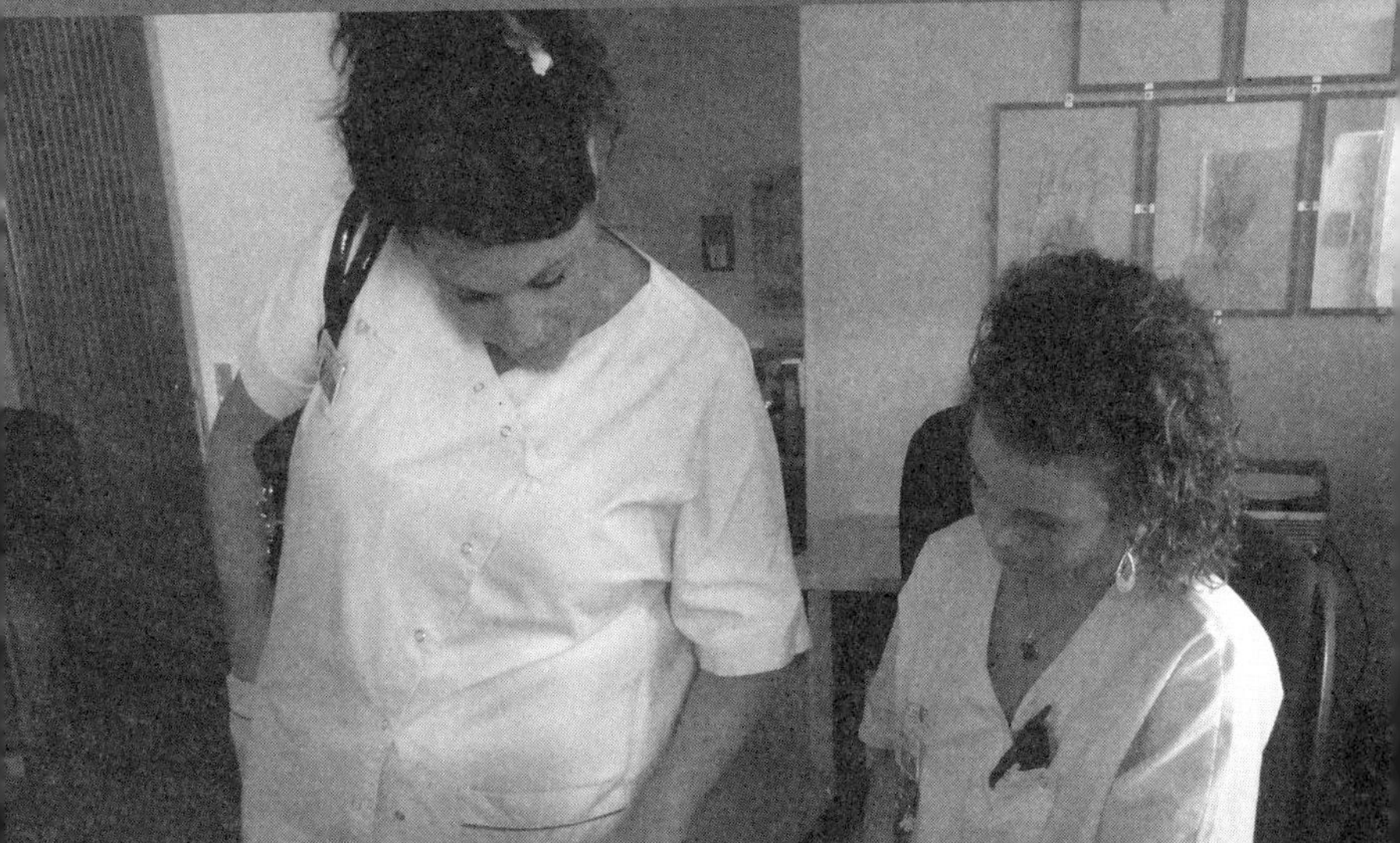

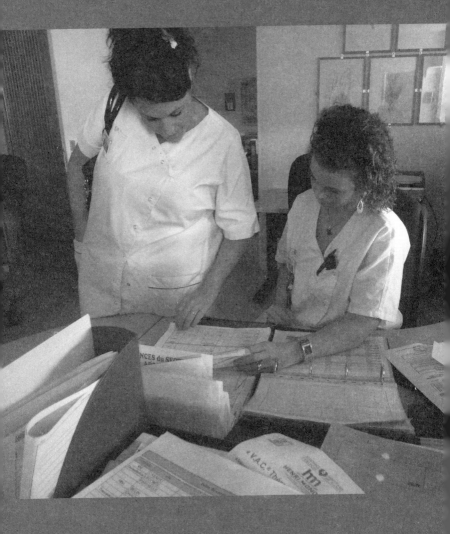

看護師の引継ぎ、記録の電子化を
めぐって　　　　　　（撮影・原山哲）

結論　自律性と多様性

以前の調整の様式は、量の増加をめざしていたが、否、であるからこそ、いまの改革のめざすところは目標を割り当てることにある。次のような指摘にみられるように、超リベラルな立場からすれば、効率性の問題は、病床数の削減、人員の削減にあるとされる。「医療の消費を永続的に統御するには、医療施設の数の削減、病床数の削減は避けられない。さらに、病床数の削減だけでなく、効率的であるためには、まず、公立病院の人員の削減が必要である」(Dussol, 2015)。

しかし、このような削減が必要とされるかどうかは、アプリオリに判断されることではない。それは、新たな分業（病院内、病院外）の出現が課題とされているからであり、それが経済的か否かは即断できない。将来に必要とされるであろうコンピテンシー（デジタル医療、多様なケアのコーディネーション、高度実践看護など）を、今の時点で、前もって規定しなければならないからである。このような見地から、次のような三つのシナリオが考えられよう。

三つのシナリオ、三つのモデル、三つの哲学

第一に、病院の医師をはじめプロフェッショナルである行為主体に好ましいと考えられるシナリオは、**新しい情報技術の道**である（Simon, 2015）。遠隔医療については、とりわけ公的機関において実現は難しい。一例として、元アシスタンス・ピュブリックの責任者*、J・シュサは、公共医療についてのフィクションの拡大に、次のように危惧を表明している。「患者たちは、病床においてまで、情報のウイルスに、さらされるだろう」（Choussat, 1995）。

＊ 公立病院群であるアシスタンス・ピュブリックには、パリ地域、リヨン地域、マルセイユ地域の三つの公立病院群がある。

しかし、このような技術は、病院を、距離を隔てていてもケアのシステムの中心として、

その外部の環境へと開かせることになる。二〇一七年のエストニアでの欧州会議「デジタル社会における医療、医療のためのデジタル社会」において、エストニアの厚生大臣は、欧州連合の保健部とともに、デジタル医療（e―医療）の発展を宣言した。二〇一七年のEUの世論調査「ユーロバロメーター」でも、市民社会は、その発展に肯定的な考えである。すなわち、欧州の市民の七〇%が、医療のプロフェッショナルと、自分の医療についてのデータを共有することを望んでいる。

けれども、デジタル医療のサービスの利用者は、調査対象者の一八%のみでしかない。この技術を定着させるには、プロフェッショナルの人々が、その内部で、また、市民との関係において、信頼関係を確立する必要があるのだ。

概して、遺伝子治療をはじめ倫理的に議論される医療行為について、このような協力関係は、いっそう不可欠となる。

第二のシナリオは、病院を中心とするネットワークのモデルである。このモデルによれば、慢性疾患の患者のケアにおいて、病院は、患者にとって一時の通過点でしかない。病院の在院日数は、さらに短縮されるだろう。従来の大学病院を頂点とするピラミッド型の病院中心主義は、ネットワーク型のシステムへと転換されるだろう。

このシナリオによれば、大病院が、ホテルと協定し、検査や治療のために患者を受け入れるということも考えられる。また、入院外の診療の発展が不可避であるだろう。緊急の入院は、開業医との関係によって、その対応が可能となるだろう。このモデルが抱えるリスクは、複数のネットワークが重複して形成され、それらのネットワークの間では、競合や独占が生まれるかもしれないということである（Paché et Paraponaris, 1993）。広範な人々の利益を優先するなら、このシナリオでは、プロフェッショナルとの協力において、地域、そして国家による計画を形成することが重要となるだろう。けれども、また、ネットワークが医学の専門分化を中心として、過度に専門化された領域へと分化するかもしれないし、患者にとって短期間のみ選好され、それゆえ、長期の予防には不適切となるかもしれない。

第三のシナリオは、病院を、「健康増進」のモデルの主役とすることである。二〇〇九年の医療改革法は、地域医療機構（ＡＲＳ）、多領域診療施設（Maison de Santé Pluridisciplinaire, ＭＳＰ）を創設し、予防を中心とする公共の医療に重点をおいた。けれども、それは、非常に一般的な行動（喫煙、飲酒など）に限られ、患者の治療教育中心であった。いま、病院のプロフェッショナルの人々が、病院という場を構想するなら、患者個人への医療行為に基づいて、はるかに大きな展望をもたねばならないだろう。医療の多様な専門領域が、集団全体への予防のアプローチだけなら、その価値は半減してしまうだろう。医学部を卒業したばかりの医師の選択は、まず、外科のような「高尚な分野」であり、それが出来なければ、勤労者医療か公衆衛生のような分野なのである。

ワクチンに関する医学教育でさえ、それは予防の個人化された形態であるのだが、充分とは言えない（Loumé, 2017）。このような状況は、人々の健康、とりわけ子供の健康にとって危険な不信感を生み出す。であればこそ、このような問題を避けることなく、医師の医療の独占ではなく、ワクチンのような一部の場合からはじめて、薬剤師や看護師に任せることが考えられている。

このようなシナリオは、徐々に、信頼を得つつある。若い医師たちは、チームの集合的協力の重要性を認識し、また、医療の経済的問題についても耳を傾けるようになっている。おそらく、女性医師が増加していることで、キュアの次元だけでなくケアの次元が考慮されるようになっているのかもしれない。

教育が重要な要素となる

以上のようなシナリオは、相互に両立できないわけではない。集合的な協力関係をとおして、実際、一元的な基準によるプロクルステスをしりぞけ、柔軟な多様性の方向への調整は可能である。

病院のもつ「改革の力」は、人間の健康に関する科学に依拠する産業技術に依拠してきた。この力は、狭義の病院を超えた広がりにおいて、多様なコンピタンシーの形成をコーディネートすることで生まれる。

それは、リュック・ボルタンスキー、イヴ・シアペロの言う諸次元の一つで、彼らが「資本主義の新しい精神」と呼んだものであり(Boltanski et Chiapello, 2011)、プロジェクトとネットワークに依拠している次元である。「この新たな世界とは、ネットワークであり、共有される目標は、活動自体にある。すなわち、評価に値する人とは、物事に「柔軟である」ことができる人である。それは、様々な人と関係をつくり、プロジェクトの様々な参加者を利することができるマネージャーのことである」(Blondeau et Sevin, 2004)。それは、産業技術の世界だけでなく、市民社会の世界、家族の世界もふくめた、様々世界の間の新たな妥協をめざしている。

それゆえ、病院の中心的な使命は、技術の効率性、および市民の公平の実現であるが、そこで重要なことは、医療スタッフのコンピタンシーと分業の組織化である。**このシナリ**

オでの重要な鍵は、スタッフの養成の教育と、さらに、その後の継続教育である。言いかえれば、市民である患者のニーズに医療スタッフの分業組織を適合させるべく、知の創出と伝達の条件を構築することが必要なのである。調整、そしてマネジメントにおいて、一方の病院中心主義と、他方の病床の削減という、二つの考えの対立は、もはや無意味である。

医療の分業組織において、異なる部門やプロフェッショナルの間の閉鎖性（業務独占、「固有の役割」）から脱却することが重要なのだ。女性医師の増加は、伝統的に女性が多いパラメディカルの職種との協力を促進するに違いない。

それゆえ、フランス政府のシンクタンクである社会経済環境会議（Conseil Économique Social et Environemental）が、二〇一六年二月に「医療シンポジジウム」を開催し、新たなパラメディカルの実践について論じたことは重要である。「都市と病院という医療の実践の領域の間での閉鎖性を取り除き、都市の医療と病院の医療とのコーディネーションを促進して、患者のケアのよりよい経路を実現しなければならない」（CESE, 2016）。

このような組織の進化において、フランスで二〇〇〇年代から、パラメディカルの教育課程が大学に組み入れられつつあることは重要である（Cartron et Liendle, 2017）。

二〇一六年一月に公布された医療法は、大学院修士課程での継続教育により養成される高度実践看護（pratiques infirmières avancées）への道を確実にした。このような変化は、ようやく始まったばかりである。二〇一七年の時点で、高度実践看護師（infirmières en pratiques avancées）*は、フランスで、まだ一〇〇名ほどでしかない。アメリカ、カナダのように、以前から、より多くの高度実践看護師が活動している国もあるのだ（Trembly, 2015）。

＊ 高度実践看護師は、日本において、「専門看護師」と呼ばれ、大学院修士課程を修了し、日本看護協会の認定試験を経て資格が与えられる。これから、超高齢社会における慢性疾患のキュアとケアの統合された実践で、高度実践看護師の活動が期待されよう。

この医療法は、看護の実践における以前からの運動を、あらためて、より確実にしようとしたと言える（Berland, 2003）。すなわち、一九九〇年代において、この運動は、病院が「プロフェッショナルの新たな役割とコンピテンシーに関わる将来のマネジメント」について課題とすることを要請した（Baret, C., 2017）。それは、従来の官僚制になお依拠する「人的資源の管理」に替わるものであった。今日において、さらに、「プロフェッショナルの新たな役割をめざす教育の戦略」が問われている（Brasselet et Dugast, 2015）。高度実践看護は、この戦略上にあり、新たなコンピテンシーの獲得であると言えよう。

高度実践は、フランスでは、幾つかの大学で、ケアの適切な経過を実現することにむけられた教育が試みられている。そこで、外に開いた病院、患者のケアの経過における長期にわたる連携のための教育が重視されている。

このような高度実践は、将来、看護だけでなく、他のプロフェッションにおいても、患者個人に即して、問題の包括的な発見を行うことであり、それは、ケアにおける分業の閉鎖性によって妨げられていたことであったのではないか。

付論　統計からみたフランスの病院システム

フランスでは、三一一一の病院があり、それらは、完全入院（病床）と部分入院（受け入れ）を備えている。公的部門では、全体で病床数二六万となるが、三つの類型の施設がある。第一は、三二の地域大学病院センター（centres hospitaliers régionaux universitaires, ＣＨＲＵ）であり、一八二の「建設地」に分散していて、*当該地域において、ときには地域をこえて、人々の専門化された医療を提供している。次に、九七三の病院センター（centres hospitaliers）（以前は「地域病院」と言われていた）は、一般に小規模であり（平均二〇〇病床）、地域住民の患者を対象としている。専門化された病院センター（centres hospitaliers spécialisés, ＣＨＳ）のなかには、九七の精神科のセンターがある。そして、この他に、一六四の公立の施設は、長期入院の医療施設である。

＊　たとえば、パリ公立病院群であるパリ・アシスタンス・ピュブリックは、現在三九の公立病院群からなる。

他方、民間の部門では、一〇一二の営利目的での施設があり、非営利目的の施設は減少しつ

表　フランスの病院システム

	組　織	完全入院（24時間以上）病床	部分入院（24時間未満）受け入れ
公　立	1,416	256,229	41,657
CHRU	182*	75,585	9,939
CH	973	146,403	16,703
CHS	97	25,667	14,609
そのほか	164	10,574	406
非営利の民間	683	57,176	13,393
営利の民間	1,012	95,516	17,486
短期入院	514	55,934	13,083

＊182の敷地に32の CHRU がある。
データは、次を参照。Panorama de la Drees, édition 2018

つあるが、現在六六二を数える。さらに、営利と非営利の混合での「集合的利益」と言われている二一の癌センターがある。

なお、非営利目的での高齢者入所施設（EHPAD）は、ほぼ六〇万を数える。その半数は公立であり、三〇％は非営利の民間施設であり、二〇％は営利の民間施設である。*

＊　日本の病院の病床数は、公立、民間あわせて、一六六六万床（医療施設調査、二〇一七年）であり、日本の人口がフランスの倍の一億二〇〇〇万であることを考慮して、フランスの一・五倍の病床数である。さらに、フランスの病院は、二四時間未満（多くは昼間入院）の部分入院の受入数が増加していることにも留意されたい。

訳者解説

本書は、Philippe Mossé, *Une Économie Politique de l'Hôpital, contre Procuste* (Paris, l'Harmattan, novembre 2018) の全訳である。

本書は、以前に刊行されたフィリップ・モッセの次の著書の内容を大幅に発展させている。

Philippe Mossé, *Le lit de Procuste, l'hôpital : impératifs économiques et missions sociales* (Toulouse, Érès, 1997).

前著も、本書と同様に、様々なプロフェッショナルへの、国の政策によって一方的に課せられる基準の象徴として、ギリシャ神話のプロクルステス (Procrustes, Procuste) が標題に入れられている。

著者のフィリップ・モッセは、一九四九年生まれ、医療の経済学が専門であり、フランス国立科学研究所・労働経済社会学研究所（ＬＥＳＴ）で、主任研究員、研究所長を務め、現在、名誉研究員として研究活動を続けている。モッセは、訳者の原山哲をふくめて、日本の研究者との交流に関わってきた。フランスと日本との看護を中心とする医療の国際比較については、次の著書を参照されたい。

Philippe Mossé, Tetsu Harayama, Maryse Boulongne-Garcin, Toshiko Ibe, Hiromi Oku, Vaughan Rogers, *Hospitals and the Nursing Profession : Lessons from Franco-Japanese Comparisons* (Paris, John Libbey, 2011).

一九八八年秋の「コオルディナシオン」

本書の読者に、とりわけ第I部に関連して、三〇年前のフランスの看護師たちの闘いにふれておきたい。それは、フランスの医療が、それまでの数十年間で、どのように変わったのかを考えるための歴史的エピソードだと思うからだ。

それは一九八八年秋のこと、フランス中の看護師たちが、労働組合をふくむ連絡組織「コオルディナシオン」(coordination)をつくって、公立病院を中心にストライキに入った。それは、フランスの看護師にとって、歴史上初めてのストライキであると言われた。「看護師はストライキ中」(« Infirmières en grève »)の横断幕が、ほとんどの公立病院の建物に掲げられた。

遅れて来た昇給

彼女たちは、同じ教育水準の他の職業、たとえば初等教育の教員と比べると給与が低かったので、同等の水準まで上げてほしいという要求をしていた。看護師がストライキをしたら患者はどうなる？という心配の声も聞かれたが、実際にストライキに入るのは少人数に抑えて、交替で切り抜けていたようである。そして、連日のメディアの報道は、看護師の闘いの味方のようであった。

パリのデモは、パリ市街の東側のバスティーユ広場から出発して、セーヌ河左岸のサン・ミッシェル通り全体にひろがった。「看護師は地位を要求して街頭に出る！」（Infirmières dans la rue pour avoir le statut!）のシュプレヒコールが響く。その後、パリ市街西側の厚生省近く、シャン・ド・マルス公園まで、ゆっくりと進んだ。そして、公園で集会がはじまる。やがて、厚生大臣からコオルディナシオンの代表者と話したいとの対応がある。この直接交渉が、いとも簡単におこなわれたのには驚くほかはない。当事者どうしの直接民主主義とでも言おうか。

女性が多数派である看護師による「ケア」（soins）は、それまで給与の面で低く評価されていたのだろう。公立病院の給与を二〇〇〇フラン（五万円）上げる要求は、ほぼ認められることで決着した。それは、他の職業に比べて遅れて来た昇給であったが、さらに遡って、シモーヌ・ボーヴォワールの『第二の性』（一九四九）の刊行からみて、遅れて来たフェミニズムではないか、と言われた。

どのようにフランスの病院は変わったのか

けれども、このストライキの背景に、それまでの数十年にわたる病院システムの成長をみないわけにはいかない。それまで、フランスの看護師はストライキをしたことがなかった。病院システムの成長は、医療技術の進歩とともに、誰もが高度の医療が受けられるべく病床数の増加を伴う。医師、看護師の数が増加し、医師は、たとえばストーマ（手術による排泄口）のケアなど、技術的なケア（soins techniques）を看護師に移譲していく。そして、看護師は、ノン・プロフェッショナルでも出来る通常の清拭などの身体的ケアはエード（看護補助者、aide-soignante）に移譲していくようになる。言い換えれば、看護師は、技術的ケアによって承認されるようになったと言えよう。

しかし、一九八八年の看護師の闘いのとき、すでに経済成長の時代は終り、社会保障の財政難とともに、病院医療は財政の観点から再検討に入っていたのである。すなわち、だれもが高度な医療をうけられるという効果（efficacité）だけではなく、そのための費用とのバランスを考慮した効率性（efficience）が課題となっていた。

効率性ということ

それまで、病院の診療報酬は、一九八〇年代以前は入院一日あたり（prix de journée）で支払われていたが、効率性重視のもと、入院の平均期間を短縮するため、施設ごとの「包括予算」（budget global）が試みられたあと、二〇〇四年、患者ごとの疾患群別に決められた報酬「活動による支払い」（Tarification à l'Activité，T２A）へと移行した。病院は、入院の平均期間を短縮することで費用を抑制し、病院の財政、社会保障の財政の好転が期待できる（同じ時期に、日本でも、同様の診療報酬のシステム［診断群分類による支払い Diagnosis Procedure Combination/Per Diem Payment System, DPC／PDPS］が導入された）。

それとともに、病院は、ますます高度な医療を中心に組織化されるとともに、二〇〇〇年以降は、これまでの二四時間以上の入院だけでなく、二四時間未満の昼間入院（hospitalisation de jour）＝部分入院（hospitalisation partielle）、在宅ケア、すなわち在宅入院（hospitalisation à domicile）、在宅看護（soins infirmiers à domicil）が増え、医療は多様化していく。

フランスと日本とを比較すれば、日本では看護師から看護補助者への清拭など身体的ケアの移譲、それから、昼間入院や在宅ケアは、相対的にみれば、ゆっくりとした増加にとどまっている。それゆえ、日本の病院の入院期間は、フランスの入院期間にくらべ、ゆっくりとした短縮にとどまっている。

とりわけ、フランスでの在宅入院をはじめ医療の多様化は、「日本の読者へ」で原著者が指摘しているように、日本では家族によるケアへの依存が今でも大きいことと対照的であると言えよう。

このように、フランスの病院の医療は、効率性を重視しつつ、多様な医療を、クライアントのニーズを踏まえつつ組織化していくという課題に直面している。なかでも、パリ、マルセイユを中心とする大都市圏と、他の地域圏との医療格差が問題となっている。そこで、まず当事

フランスと日本の医療

比較の次元	フランス	日本
入院期間	短い	長い
ケアへの家族の関わり	脱家族化	家族依存
地域間格差	地域間格差大	地域間格差小

者であるプロフェッショナルと市民とが、まず地域において協議することが不可欠となっている。あえてフランスと日本の医療を単純化して比較すれば、上記の表のようになるだろう。

プロクルステスに抗して

本書原書の副題は、「プロクルステスに抗して」(contre Procuste)である。ギリシャ神話のプロクルステス(Procrustes, Procuste)が、人々の身体を自分の寝台の大きさに無理やり合わせようとした話が引き合いに出されている。それは、フランス人には知られた喩え話であるが、これからの病院を中心とする医療を変えていくことが、プロフェッショナルやクライアントといった様々な当事者に対する、政策、管理からの一方的な基準による押しつけであってはならないという意味である。著者が、「日本の読者へ」において、「「契約に」よるプロジェクトというガバナンスの手順」と述べているのは、地域の様々な当事者間の協議から形成される「契約」に他ならない。

どのように病院を変えるか、すなわち、クライアントのニーズをめぐって、医療プロフェッショナルたちが妥当と思える医療の再構築をするには、どうしたらよいのか、については、本書の第Ⅱ部で論じられている。

「コオルディナシオン」の闘いから二〇年後

一九八八年秋の看護師の闘い「コオルディナシオン」から二〇年後の二〇〇八年秋のこと、あるパリの病院で「看護師はストライキ中」の横断幕をみかける。けれども、ストライキは、一九八八年のときとは違い、フランス中に拡大することなく、個々の病院で小規模に実施されていたにすぎない。

看護師たちの話では、公立病院は、複数の病棟（services）を統合し、複数の拠点「ポール」（pôle）へとグループ化しつつあるとのことだった。たとえば、癌の「ポール」では、内科系、外科系の呼吸器、消化器などに分散していた病棟が統合される。「ポール」への組織化によって、ある病棟では入院が少ないときがあり、また他の病棟で入院が多いなどといった、かたよった状況が回避でき、病院の設備や人員の勤務交替からみても、組織の効率性は向上が期待できる。

では、なぜ看護師たちは、ストライキをしていたのか。彼女たちの話では、「ポール」への再編が医師中心の議論で進み、看護師が排除されていると言う。それならば、やはり、議論に参加しなければならない。それが、どのように病院を変えるのか、の核心にあるのではないだろうか。

フランスの病院と比べると、日本の病院においては、ケアの人員が少なく、長時間勤務によっ

フランスにおける地域医療の発展

制度の改革	地域医療
1958　大学病院センター CHU の設立	病院中心主義 専門分化
1991　地域医療組織構想 SROS 2004　診療報酬 T2A	入院期間、病床数の削減
2009　病院・患者・医療・地域 HPST 法 2016　地域医療構想 SRS	プロジェクトによる自律性

て対応していること、つまり、看護は女性の仕事とされながら男性中心の勤務時間にしたがうという、ジェンダーと勤務との問題があり、子育てによる退職は、事実上の組織からの排除となるのではないか。ちなみに、フランスの看護師は、勤務時間が週三五時間であり、子育てを契機とする勤務の中断は少ない。

地域の医療の発展

本書の第Ⅱ部では、フランスにおける地域医療について考察されている。表は、その発展を示したものである。

一九五八年、大学病院センター（Centre Hospitalier Universitaire, CHU）が設立され、専門分化された高度な医療には入院一日あたりの報酬が高額に設定された。この時期は、地域の医療より、病院中心主義がめざされた。

けれども、医療における効率性が問われるようになり、一九九一年、地域医療組織構想（Schema Régional d'Organisation Sanitaire, SROS）によって、入院期間、病床数の削減が試みられる。二〇〇四年には、疾患別に決められた報酬、活動による支払い（Tarification à l'activité, T2A）が導入された。

二〇〇九年の医療改革法（la loi Hôpital Patient Santé Territoire, HPST）、さらに二〇一六年の地域医療構想（Schèma Régional de Santé, SRS）によって、プロジェクトをとおして施設やプロフェッショナルの自律性が認められるようになる。

どのように病院を変えるのか？

本書の第Ⅱ部で論じられているように、病院を基軸としてこそ、医療の全体を変えることができる。それは、医療組織のイノベーションと言っていい。フランスでは地域圏（région）ごとの医療構想（Schéma Régional de la Santé）が、地域医療機構と病院施設との「契約」＝プロジェクトとしてつくられる。それによって、医師だけでなく看護師など医療プロフェッショナルを中心に、医療のクオリティ（質）の実現が試みられなければならない。プロフェッショナルの参加、すなわち動員を実現するには、連絡調整としての多様な「マネジメント」が不可欠である。ニュー・パブリック・マネジメント（New Public Management）とは、企業の経営方式を公共部門に導入することよりも、多様な行動主体の参加へと意味を変容しつつある。すなわち、マネジメントは、だれでもが関わることなのだ（Cf. Boltanski, Luc, et Chiapello, Ève, *Le nouvel esprit du capitalism*, Paris, Gallimard, 1999）。

地域は協議の集合体

「契約」としてのプロジェクト、そして多様な行動主体のマネジメントが、地域における医療施設の連携を構築する。それが、病院を変えることになる。従来の「病院中心主義」(hospitalo-centrisme)の医療ではなく、多様な医療、すなわち、病院だけでなく在宅ケアなどをふくめた多様な連携が地域において試みられる。たとえば、癌の手術は病院で、その後の化学療法は在宅入院で、というように。

マックス・ウエーバーが考察した「支配」とは、それが伝統的支配、カリスマ的支配でなく、合法的支配であっても、プロクルステスによる上からの基準の押しつけとなることは避けられない。支配からの自由が、ウエーバーによって、自由な都市の市民の「非正当的支配」(nichtlegitime Herrschaft)をめぐって論じられていることが想起されよう。地域とは支配から自由な協議(concertation)する人々の集合体なのではないか。

フランス語で、一般的に地域は territoire と言い、最も広域の地域を région と言う。フランスでは、日本と同様に、地域医療構想が試みられ、一八の地域圏(région)ごとに、行政機関である地域医療機構(Agence Régional de la Santé)が中心となり、効率的な医療がめざされている。けれども、以前のフランスの病院の多くは、効率性の建前のもと、病床数の削減、入院期間の短縮、はては病院の再編成、統廃合(リストラクチャリング)という行政からの要請に遭遇してきた。

フランスにおいては、地域圏による医療のかたよりは大きく、パリ、マルセイユを中心とする地域圏に高度先端医療が集中している。今日、医師、看護師など、医療のプロフェッショナルとの協議（concertation）が必要となっている。プロフェッショナルの自律性（autonomie）とともに、地域ごとの計画の多様性（diversité）は、フランスにおいてだけでなく、日本においても、これから、いっそう重要となるだろう。

高度実践看護

そこで、たとえば、医療のクオリティ（質）の重視に留意するなら、著者が、とりわけ第Ⅱ部、そして「結論」で論じているように、超高齢社会における「ケアの経路」（parcours des soins）をめぐる、フランスにおける医療報酬の実験は、これからの看護師の大学院修士レベルの教育資格を必要とする「高度実践」（pratique avancée）を視野にいれつつ医療を変えることになるのではないか。

本書の「付論」において指摘されているように、フランスの病院は、しばしば地域を超えて医療をおこない、また、二四時間未満の部分入院が増加している。地域間の施設の偏り、医療の費用を考慮すれば、クオリティを重視した効率性のためであると言えるだろう。であればこそ、「ケアの経路」の課題は、重要であるといえるだろう。地域における医療の組織化にあたっては、かつてのように医師だけが中心になるのでなく、看護師など、他のプロフェッショナルの参加による協議が不可欠となる。

本書は、日本がフランスのように、また、フランスが日本のように変わることを示唆するものではない。欧米の医療と日本のそれとを社会保障制度から比較すれば、フランスと日本は職域保険であるという点で近似している。そして、フランスの地域医療構想は、日本の地域包括ケアシステム、地域医療構想と対応していると言える。けれども、それぞれの国の医療は、それぞれの社会的コンテクストのなかで進化していく。異なる社会的コンテクストの間での比較から、よいアイデアが生まれ、変化のための協議に発展していくことができればと願っている。社会的コンテクストとは、比較的持続的な諸制度により構成される。国際比較における社会的コンテクストへの着眼は、フランス労働社会学研究所の今は亡きM・モーリス（M. Maurice）によることを記しておきたい。

本書の邦訳は、原著者フィリップ・モッセとともに、訳者の原山哲、山下りえ子が中心となり開催した二度の「ケア」のセミナーが契機である。セミナーは、二〇一七年三月、パリ日本文化会館で（笹川日仏財団助成、在仏日本大使館後援）、次いで、二〇一七年九月、フランス労働社会学研究所で（東芝国際交流財団助成）開催された。本書の刊行は、笹川日仏財団の助成による。二〇一九年二月、日仏会館で予定されている東芝国際交流財団助成による公開セミナー「ケアの社会」で原著者との議論が深められよう。最後に、お世話になった藤原書店の藤原良雄氏、刈屋琢氏に御礼申し上げたい。両氏からは、原著を邦訳へと架橋するにあたり、貴重な提言、協力をいただいた。

二〇一八年一〇月

原山 哲
山下りえ子

Paché, G. et Paraponaris, C. (1993) *L'entreprise en réseau*, Coll. Que-sais-je, PUF, p. 127.
Pisani-Ferry, J. (2017), Le grand plan d'investissement 2018-2022, Rapport au premier Ministre, septembre, p. 67.
Powell, M. and Anesaki, M. (1990) *Health Care in Japan*, Routledge, London.
Rochaix, L. (1989) Information asymmetry and search in the Market for Physicians, *Journal of Health Economics*, V. 8, pp. 53-84.
Rochaix, L. (1998) The Physician as Perfect Agent: a Comment, *Social Science and Medicine*, V. 47, n° 3, pp. 355-356.
Rodwin, M. (2011) *Conflicts of Interest and the Future of Medicine: The USA, France and Japa*n, Oxford Univ. Press: New York.
Salais, R. (*1989*) L'analyse économique des conventions du travail', *Revue économique*, V. 40 (2), pp. 199-240.
Schweyer, F. (2005) Les carrières des directeurs d'hôpital. *Revue française d'administration publique*, n° 116, (4), p. 623-638.
Sécurité Sociale (2014) http://www/IMG/pdf/investissement hospitalier, Septembre.
Simon, P. (2015) *Télémédecine-Enjeux et pratiques*, ed. Le Coudrier, p. 200.
Souteyrand, Y. et Contandriopoulos, P. (1996) *L'hôpital stratège*, John Libbey, ed. Paris.
Storper, M. and Salais, R (1997) *Worlds of Production*, Cambridge, London: Harvard University.
Studer, N. (2012) Quelles évolutions récentes de la productivité hospitalière dans le secteur public ? *Économie et Statistiques*, 455-456, pp. 175-202.
Thévenot, L. (2002), Conventions of co-ordination and the framing of uncertainty' in Fullbrook E., (ed.), *Intersubjectivity in Economics.*, London, Routledge, pp. 181-197.
Toulemonde, F. dir., (2017) Les établissements de santé- édition 2017, Coll. Panorama, Drees, p. 186.
Tremblay, L. (2015), Actes du Colloque Infirmiers de pratique avancée, Juin, Paris, p. 29.
Valette, A. Grenier, C. Saulpic, O et Zarlowski, P. (2015) La fabrication du médico économique à l'hôpital français: une analyse de la littérature, *Revue Politiques et Management Public*, V. 32, N° 3, juillet-septembre, pp. 241-264.
Véran, O. (2016) Mission sur l'évolution du mode de financement des établissements de santé, mai, p. 71.
Vanlerenberghe, J. M. (2017) Rapport d'information sur la pertinence des soins, N° 668, juillet, p. 62.
World Health Organization (2000) Health system improving performance, Geneva.
Yoshikawa, A., Bhattacharya, J. and Vogt, W. (1996) *Health Economics of Japan*, University of Tokyo Press, Tokyo.

Molinier, E. (2005) L'hôpital public en France; bilan et perspectives, Rapport au Conseil Économique et Social, Juin, p. 274.

Mossé, P. (1996) L'analyse économique de l'urgence: une construction sociale, *Sciences Sociales et Santé*, V14, N° 2, pp. 39-45.

Mossé, P. (1997) *Le lit de Procuste; l'hôpital: impératifs économiques, missions sociales*, ed. Eres, p. 168.

Mossé, P. (1998) Implementing health care reforms in Europe: policies, actors and institutions, *Japanese Journal of Health Economics and Policy*, V. 5, 1998, pp. 5-30).

Mossé, P. (2001) Investir dans l'hôpital: l'éternel retour, *Annales des Ponts et Chaussées*, N° 99, septembre, pp. 43-49.

Mossé, P. et Devineau, J. (2002), Quand la Psychiatrie rencontre le Nouveau Management Public, in Demailly et al. *La politique de santé mentale en France; acteurs, instruments, controverses*, pp. 73-86.

Mossé, P. et Paradeise, C. (2003) *Restructurations* de l'hôpital; recompositions des hôpitaux, Réflexions sur un programme, *RFAS*, n° 3 juillet-septembre, pp. 143-158.

Mossé, P., Harayama, T., Boulongne-Garcin, M., Ibe, T., Oku, H., Rogers, V. (2011), *Hospitals and the nursing profession; lessons from Franco-Japanese comparisons*, Ed. John Libbey, p. 175.

Mossé, P. (2017) Bismarck et Beveridge: des prototypes aux archétypes, *Aprés-Demain*, N° 42, avril, pp. 12-14.

Mossé, P., Harayama, T. et Boulongne Garcin, M. (2017) Les infirmières travaillant au domicile des patients: maîtriser l'espace et le temps d'un exercice professionnel (une enquête franco-japonaise dans quatre régions: Picardie, Paca, Nagano et Fukushima). *Recherche en soins infirmiers*, 131, (4), pp. 52-60.

Naiditch, M. et Mossé, P. (2005) Financement T2A: quel modèle de la performance pour l'hôpital, Gestions Hospitalières, N° 450, novembre, pp. 734-738.

Nawata, K., Ii, M., Toyama, H. and Takahashi, T. (2009) An analysis of the new medical payment system in Japan, 8th World IMACS/ Congress, Cairns, Australia 13-17 July.

OCDE (2015), *Panorama de la santé 2015: Les indicateurs de l'OCDE*, Éditions OCDE, Paris. http://dx.doi.org/10.1787/health_glance-2015-fr

OCDE (2015), *Études économiques de l'OCDE-Japon*, avril, p. 55.

OCDE (2017), *Panorama de la santé 2017*, Éd. OCDE, Paris. http://dx.doi.org/10.1787/health_glance-2015-fr

Oliver, A. (2003), "*Health economic evaluation in Japan*", *Health policy*, 63 (2), 197-204.

Oliver, A. (2012), "*The folly of cross-country ranking exercises*", *Health Economics, Policy and Law,* January, 7(1): *15-17*.

563-564.
Johannet, G. (1995), *Dépenser sans compter*, ed Santé de France, 244 p.
Jullien, F., 1996, *Traité de l'Efficacité*, Ed. Grasset.
Kergoat, D. et al (1992), *Les infirmières et leur coordination*, 1988-1989, ed. Lamarre, 192 p.
Kerleau, M. (2003). L'agence régionale de l'hospitalisation: un espace de négociation pour les restructurations hospitalières ?. *Revue française des affaires sociales*, N° 3, pp. 27-53.
Kranklader, E. (2012) Évolution de l'offre et des prises en charge hospitalières entre 2001 et 2009: technicité croissante pour des séjours plus courts, dossier Solidarité et Santé, DREES, N° 25, p. 28.
Leblanc, A. (2013) Soigner des enfants ou soigner des indicateurs ?, *Enfances & Psy*, 2013/1 (N° 58), pp. 6-10.
Le Garrec, M. A. et al. (2013), 60 années de dépenses de santé, Drees, *Études et Résultats* N° 831, février.
Le Menn, J. et Million, A., (2014), *Les agences régionales de santé : une innovation majeure, un déficit de confiance*, Rapport d' information au Sénat, 26 février.
Loumé, L., (2017), Vaccins obligatoires; la moitié des français opposée, *Science et Avenir*, Juillet.
McMillan, C. and Tiessen, J (2008), The Health of Countries: What Canada Can Learn From Japanese Hospitals, Research Reports, October 2008, p. 18.
Maurice, M., Sellier, F., Silvestre, J.-J. (1986) *The Social Foundations of Industrial Power: A comparison of France and Germany*, The MIT Press, Cambridge (Mass.).
Minvielle, E. (2005) Financer la qualité des soins hospitaliers: jusqu'où aller ? *Gérer et Comprendre*, Septembre n° 81.
MHLW (2016), Handbook of Health and Welfare Statistics, http://www.mhlw.go.jp/english/database/db-hh/2-2.html〔『厚生労働白書』平成28年度版、資料編〕
MHLW (2016), Annual Health, Labour and Welfare Report, https://www.mhlw.go.jp/english/wp/wp-hw10/index.html〔『厚生労働白書』平成28年度版、概要編〕
MHLW (2017), Hospital Report, https://www.mhlw.go.jp/english/database/db-hss/mi.html〔厚生労働省『平成27年病院報告の概要』https://www.go.jp/toukei/saikin/hw/iryosd/15/〕
Minvielle, E. (2005) Financer la qualité des soins hospitaliers: jusqu'où aller ? *Gérer et Comprendre*, Septembre n° 81.
Mintzberg, H. (1982) *Structure et dynamique des organisations*, Éditions d'Organisation, p. 440.
Moisdon. J. C. (dir.), (1997), *Du mode d'existence des outils de gestion*, ed. Seli Arslan, p. 286.
Moisdon, J. C. et Dominique Tonneau, D. (2008) Le financement concurrentiel des hôpitaux, *Politiques et Management Public*, V. 26, N° 1, pp. 111-126.

沢憲芙・宮本太郎訳、ミネルヴァ書房、2001年〕.
Esping-Andersen, G. (1999) *The Social Foundations of Postindustrial Economies*, Oxford Univ. press.
Fetter, R. et al. (1980), Case-mix definition by DRG, *Medical Care*, N° 2 supp., V. 18, pp. 1-52.
FHF, Lettre, avril 2017.
Foulquier, T. et Greffier, C. (1992) Projet d'établissement, révolution culturelle annoncée, *Gestions Hospitalières*, oct. 1992, pp. 638-642.
Gaudin, J. P. (2004) *L'action Publique, Sociologie et Politique*, ed. Dalloz, p. 243.
Gentile S., Devictor B., Amadeï E. et al (2005) Les maisons médicales de garde en France, *Santé Publique*, 2005/2 (Vol. 17), pp. 233-240.
Gori, L. (2013) *La fabrique des imposteurs*, ed. Les liens qui libèrent, 320 pages.
Grenier, C. et Bernardini-Perinciolo, J. (2015) Le manager hybride, acteur-passeur et acteur-clôture aux frontières institutionnelles, Analyse d'un médecin-chef de pôle hospitalier, *Revue française de Gestion* 2015/5 (N° 250), pp. 125-138.
Guerrero, I., Mossé, P., Rogers, V. (2009) Hospital investment policy in France: Pathways to efficiency and the efficiency of the pathways, *Health Policy*, 93 (1), pp. 35-40.
Hall, P. et Soskice, D. (2003) *Varieties of Capitalism: The Institutional Foundations of Comparative Advantage*, Oxford Press.
HAS (2014) Intégration territoriale des services sanitaires médico sociaux, Fiche Point Clé Organisation des parcours, septembre, p. 8.
HAS (2015), Document d'information sur la méthode de l'expérimentation Incitation Financière à l'Amélioration de la Qualité (IFAQ 1ère phase 2012-2014), janvier, p. 22.
HCSP (2016) Évaluation du plan psychiatrie et santé mentale 2011-2015, mai, 228 pages.
HAS (2018) https://www.has-sante.fr/portail/jcms/c_978697/fr/les-resultats-de-certification
Hirschman, A. (1972) *Défection et prise de parole*. Trad. fr. 2éme ed. Fayard, 1995 (collection L'espace du politique).
Hirsch, M. (2017) *L'hôpital à cœur ouvert* , ed Stock, 2017.
Huffingtonpost (2017), http://www.huffingtonpost.fr/2017/10/13/les-plateaux-repas-servis-dans-cet-hopital-japonais-font-rever_a_23242149/
Hughes, E. C. (1962), Good People and Dirty Work, *Social Problems*, V 10, summer, pp. 3-11.
IRDES (2015) Données de cadrage, http://www.irdes.fr/enseignement/chiffres-et-graphiques/hopital/nombre-de-lits-journees-et-durees-moyenn es-de-sejour.html).
Jones R (2009), Length of stay efficiency, *British Journal of Healthcare Management* 15 (11):

Brasselet, S. et Dugast, C. (2015), Former aux nouveaux métiers, quelle stratégie ?, *Revue Hospitalière de France*, septembre, n° 566.

Canasse, S. (2011) https://www.aide-soignant.com/article/ressources/actualites/as/un-etat-des-lieux-de-la-profession-aide-soignante

Cartron, E. et Liendle, M. (2017), « L'universitarisation de la formation infirmière en France: un élan pour les recherches en sciences infirmières ? », *Recherche en soins infirmiers*, n° 130, p. 5.

CESE, Grande Conférence de la santé, feuille de route, février 2016.

Charpak, Y. (2000), Les médecins aujourd'hui en France, *ADSP*, N° 32, septembre, p. 52.

Chirac, J. (1996), *Discours aux cérémonies commémoratives du cinquantenaire du plan*, Paris, La Sorbonne.

Choussat, J. (1995), L'hôpital en 2025, *Droit Social*, Sept / Oct, N° 9, pp. 792-796.

Clavreul, J. (1978) *L'ordre médical*, Le Seuil ed., p. 282.

Cohen, L. et al. (2017) Rapport d'information au Sénat sur les urgences hospitalières, juillet, p. 109.

Delaporte, F. et Gottely, J. (1995), "La formation aux métiers de la santé", *Solidarité Santé*, Oct., pp. 25-42.

Deltour-Becq, L., Elbaum, M. et al., Développement des prises en charge hospitalières ambulatoires de médecine, Rapport IGAS, février 2016.

DGOS (2017), *Le financement des établissements de santé*, ministère des solidarités et de la santé, http://solidarites-sante.gouv.fr.

Dixon, A. and Poteliakhoff, E. (2012) *Back to the future: ten years of European health reforms, Health Economics, Policy and Law,* 2012 (Jan.) 7(1): 1-10.

Dodet. J. F., coord. (2007) La place de l'hôpital dans un réseau de proximité et de prévention, Mémoire ENSP, Rennes, p. 39.

Domin, J. P. (2015) Reformer l'hôpital comme une entreprise, *Revue de la régulation*, printemps.

Domy, P. et al. (2014), Bilan et évaluation du fonctionnement des poles, Rapport à la Ministre, p. 32.

Drees (2017) Les depenses de santé en 2016, http://drees.solidarites-sante.gouv.fr/IMG/pdf/cns_2017.pdf

Drees (2018), *Panorama de la Drees; les établissements de santé, édition 2018,* Juin, p. 201.

Dupuis, J. M. (1994) *Le financement de la sécurité Sociale*, Que-sais-je, PUF, p. 126.

Dussol, A. (2015) Trop d'Hôpitaux en France, Le Concours Médical, janvier.

Esping-Andersen, G. (1990) *The Three Worlds of Welfare Capitalism*, Princeton University Press〔イエスタ・エスピン－アンデルセン『福祉資本主義の三つの世界』岡

引用参考文献

Aballea, P. (2013) Évaluation du financement et du pilotage de l'investissement hospitalier, rapport IGAS et IGF, p. 168.

Acker, F. (2005) Les reconfigurations du travail infirmier à l'hôpital, *Revue française des affaires sociales*, no. 1, pp. 161-181.).

Arborio, A. M. (2012) *Le travail invisible, les aides-soignantes*, (2nd ed), Economica, Paris.

ARS (2017), https://www.ars.sante.fr/les-groupements-hospitaliers-de-territoires

Auvergne-Rhône-Alpes (2018) Schéma régional de santé-projet, p. 289.

ATHI (2016) Guide méthodologique de production du recueil d'information médicalisé en psychiatrie, juin, p. 75.

Barbier J. C. et Théret, B. (2009), *Le système français de protection sociale*, La découverte, Coll. Repères, p. 125, 2009, p. 83.

Baret, C. (2017), GPMC à l'hôpital, avancées et difficultés, http://www.xerfi-precepta-strategiques-tv.com/emission/Christophe-Baret-GPMC-a-l-hopital-avancees-et-difficultes_3745000.html

Béjean, S. et Gadreau, M. (1992), Nouvelles approches théoriques des organisations publiques: leurs implications pour la politique hospitalier, *Politiques et Management Publics*, V. 10, N° 3, pp. 1-30.

Bellanger, M. and Mossé, P. (2005) The search for the holy Grail: combining decentralised planning and contracting mechanisms in the French health care system, *Health Economics*, V 14, pp. S119-S132.

Berland, Y (2003), Coopérations des professions de santé: le transfert de tâches et de compétences, Rapport d'étape, p. 58.

Blondeau, C. et Sevin, J. C. (2004), Entretien avec Luc Boltanski, une sociologie toujours mise à l'épreuve, *Ethnographiques.org*, numéro 5-avril.

Boltanski, L. and Thévenot, L. (2006), *On Justification: Economies of Worth*, Princeton.

Boltanski, L. et Chiapello, E. (2012), *Le nouvel esprit du Capitalisme*, Ed. Gallimard, p. 321.

Bouffartigue, P. et Bouteiller, J. (2006) Jongleuses en blouse blanche; la construction sociale des compétences temporelles chez les infirmières hospitalières. *Temporalités*, (4): 25-41.

Boyer, R. (2015) *Économie politique des capitalismes. Théorie de la régulation et des crises, Ed.* La Découverte, p. 365.

Bras, P. L. et al. (2012), Évaluation de la tarification des soins hospitaliers, IGAS, p. 297.

著者紹介

フィリップ・モッセ
（Philippe Mossé）

1949年、マルセイユ生まれ。エックス・マルセイユ大学大学院修了（経済学博士）。フランス国立科学研究所CNRS・労働経済社会学研究所LESTの所長を経て、現在、主任研究員。専門は医療経済学。日仏比較に関心が強く、1998年、慶応大学客員研究員として来日。
日仏共同研究として、Philippe Mossé, Tetsu Harayama et al., *Hospitals and the Nursing Profession*, John & Libbey, 2011などの共著がある。ジャポニスムへの関心から、印象派のモネをはじめ絵画鑑賞を好む。

訳者紹介

原山 哲（はらやま・てつ）

1979年東北大学大学院文学研究科修了。1979年聖路加看護大学講師、1980年助教授。1986年三重大学人文学部助教授。1987年フランス政府給費留学生としてパリ高等師範学校に留学。1993年久留米大学人文学部助教授、1996年教授。2002年ベルサイユSQY大学院博士（社会学）。2003年東洋大学社会学部教授、2015年より客員研究員。

訳書に、ピエール・ブルデュー著『資本主義のハビトゥス』（藤原書店、1993年）等。

山下りえ子（やました・りえこ）

東洋大学法学部教授（民法・民事法）。東京大学法学部卒業、東京大学大学院法学政治学研究科博士課程単位修得。専攻する民法（損害賠償法）に加えて、国際仲裁ADR、環境法等の研究に従事する。

成年後見に関する国際共同研究として *Les Rapports intergénérationnels en France et au Japon: Études comparatives internationales*, (L'Harmattan, 2008)（共著）等がある。

地域《ちいき》の医療《いりょう》はどう変《か》わるか——日仏《にちふつ》比較《ひかく》の視点《してん》から

2019年 2月10日　初版第1刷発行©

訳　者　原山　哲
　　　　山下りえ子

発行者　藤原良雄

発行所　株式会社 藤原書店

〒162-0041　東京都新宿区早稲田鶴巻町523
電　話　03（5272）0301
FAX　03（5272）0450
振　替　00160 - 4 - 17013
info@fujiwara-shoten.co.jp

印刷・製本　精文堂印刷

落丁本・乱丁本はお取替えいたします
定価はカバーに表示してあります

Printed in Japan
ISBN978-4-86578-208-0

新しい学としての「水俣学」

水俣学研究序説

原田正純・花田昌宣編

医学、公害問題を超えた、総合的地域研究として原田正純の提唱する「水俣学」とは何か。現地で地域の患者・被害者や関係者との協働として活動を展開する医学、倫理学、人類学、社会学、福祉学、経済学、会計学、法学の専門家が、今も生き続ける水俣病問題に多面的に迫る画期作。

A５上製　三七六頁　**四八〇〇円**

（二〇〇四年三月刊）

◇978-4-89434-378-8

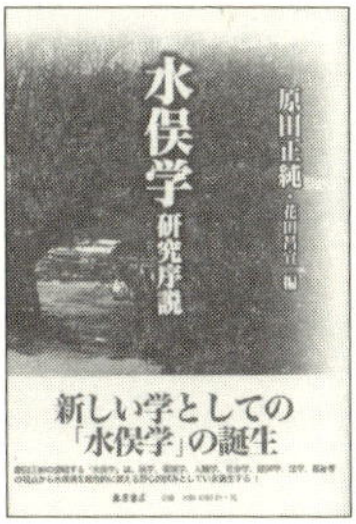

メディアのなかの「水俣」を徹底検証

「水俣」の言説と表象

小林直毅編

伊藤守／大石裕／烏谷昌幸／小林義寛／藤田真文／別府三奈子／山口仁／山腰修三

活字及び映像メディアの中で描かれ／見られた「水俣」を検証し、「水俣」を封殺した近代日本の支配的言説の問題性を問う。従来のメディア研究の〝盲点〟に迫る！

A５上製　三八四頁　**四六〇〇円**

（二〇〇七年六月刊）

◇978-4-89434-577-5

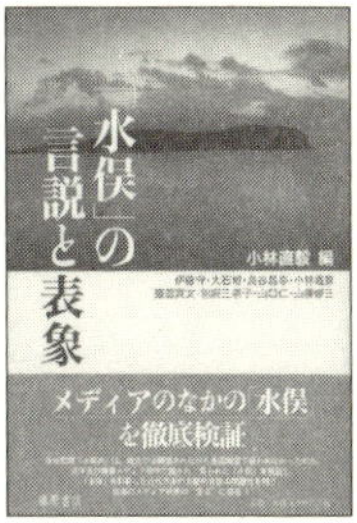

「もやい直し」と水俣の再生

「じゃなかしゃば」新しい水俣

吉井正澄

〝じゃなか娑婆《しゃば》〟（＝これまでの社会システムとは違う世の中）を作ろう〟――一九九四年五月一日、水俣市長として水俣病犠牲者慰霊式で初めて謝罪。その勇気ある市長の「もやい直し」運動はその後の水俣病闘争を新しい方向に導いた。本書はその吉井元市長の軌跡を振り返りつつ「新しい水俣」再生の道を探る労作である。

四六上製　三六〇頁　**三二〇〇円**

（二〇一六年一一月刊）

◇978-4-86578-105-2

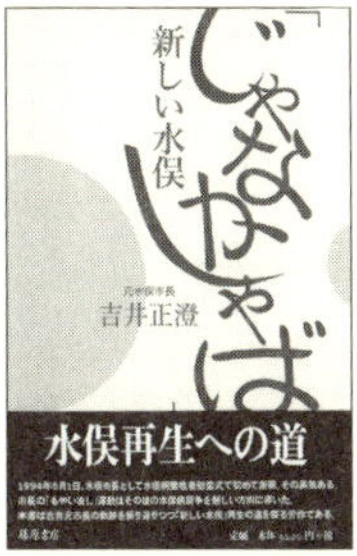

〝放射線障害〟の諸相に迫る

誕生前の死

（小児ガンを追う女たちの目）

綿貫礼子＋「チェルノブイリ被害調査・救援」女性ネットワーク編

我々をとりまく生命環境に今なにが起っているか？　次世代の生を脅かす〝放射線障害〟に女性の目で肉迫。その到達点の一つ、女性ネットワークの主催するシンポジウムを中心に、内外第一級の自然科学者が豊富な図表を駆使して説く生命環境論の最先端。

A５並製　三〇四頁　**二三三〇円**

（一九九二年七月刊）

◇978-4-938661-53-3

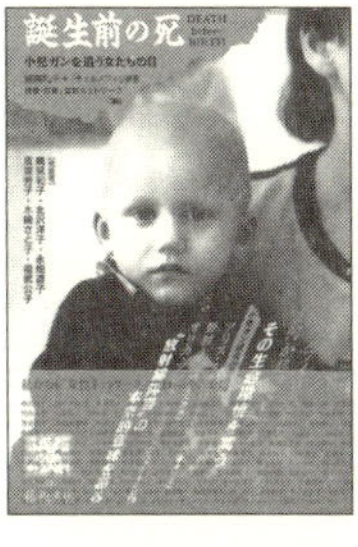

一九九五年二月二七日第三種郵便物認可　二〇一九年一月一五日発行（毎月一回一五日発行）

月刊
機
2019
1
No. 322

発行所　株式会社 藤原書店©
〒一六二−〇〇四一　東京都新宿区早稲田鶴巻町五二三
電話　〇三・五二七二・〇三〇一（代）
FAX　〇三・五二七二・〇四五〇
◎本冊子表示の価格は消費税抜きの価格です。

編集兼発行人　藤原良雄
頒価 100円

アナール派を代表する心性史家M・ヴォヴェルの主著、遂に完訳！

決定版「死の歴史」をめぐって
――二三〇〇年から現代まで――

立川孝一

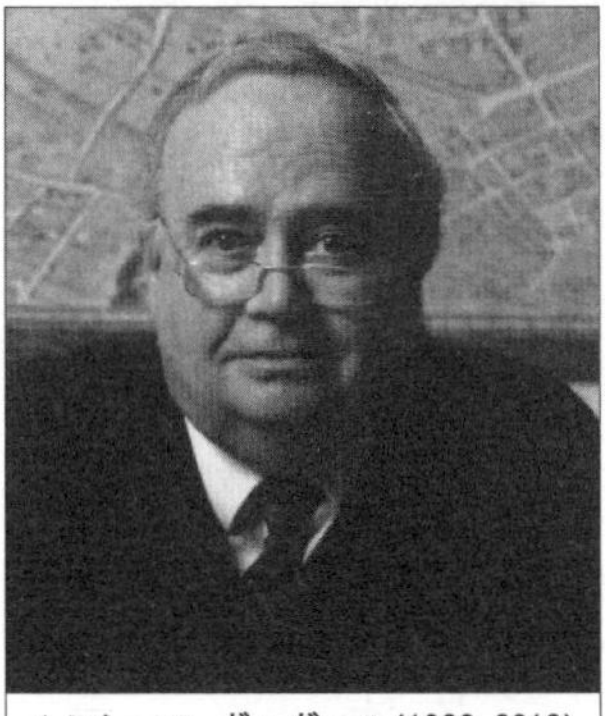
▲ミシェル・ヴォヴェル（1933-2018）

心性の歴史家、プロヴァンスの革命史家ヴォヴェルの主著であり、「死の歴史」の到達点であり、アリエスとの論争の書、『死とは何か』（原著一九八三年刊）が、著者による最新の序文を付して遂に完訳刊行される。宗教、哲学、文学、科学等の文献から、絵画、彫刻、建築に至る様々な、膨大な資料をもとに、中世から現代までの西欧世界（さらには新大陸に及ぶ西洋世界）を展望し、現代を生きるわれわれに「死とは何か」を突きつける野心的労作である。

編集部

●一月号目次●

原題は『死と西欧――一三〇〇年から現代まで』（ガリマール書店、一九八三）。著者ヴォヴェル（一九三三―二〇一八）は南仏プロヴァンス大学の教授を経て、一九八三年にパリ大学の教授となり、一九八九年にはフランス革命二〇〇周年行事の歴史部門の組織委員長となって、日本でも何度か講演をしているが、その一方で「心性史」の開拓者の一人でもあり、とりわけ「死の歴史」の研究では第一人者と目されている。本書は、彼が歴史家として円熟期にさしかかった頃に書かれた力作で、主著と言ってよいだろう。

藤原書店から刊行されることとなった日本語版は上・下二巻で、計一二〇〇頁を超える大作である。日本の読者への序文（二〇一四年）から、方法論を述べている序章、そして第一部（中世）から第七部（現代）までの計四一章を順に読んでいくとすれば、かなりの時間と労力を要することになるだろう。読者としては、やはり何らかの予備知識をもって、選択的に読み進めていくのがよいのではないかと思う。

歴史人口学のデータから

「訳者解説」（下巻所収）にも書いたが、私はヴォヴェルのアプローチの仕方を「三層構造」――①エリートの言説、②民衆の心性、③人口学的基礎――として捉えている。ただし、歴史叙述としては、時間軸に従って中世から、ルネサンス、バロック、啓蒙、一九世紀、現代へと進行していくのだが、死の歴史は政治や経済の歴史とはちがって、目に見えて変化するものではないし、変わったとしても古いものがまた復活したりして、世紀によって輪切りできるような性質のものではない。このことはヴォヴェルもよく承知していて、序章ではそれを変化と持続の弁証法的関係と呼んでいる。

「三層構造」に話を戻すと、まず**全体の基礎になっているのが歴史人口学的なデータ**である（死亡率、平均寿命、年齢構成、都市の人口、疫病・戦争・飢饉など災害による死者の数など）。各時代のはじめの章にはまず以上のような人口学上の基礎的なデータが提示されているので、読者はあらかじめ時代の全体像を把握することができる。

「言説」からあぶり出す

次に三層構造の上層（言説）に目を向けるなら、そこには**教会（聖職者）による宗教的言説（中世から現代まで）**があり、**ルネサンス期には人文主義者と宗教改革者の相反する死生観**があり、**一八世紀に**

は啓蒙哲学者の楽天的な唯物論があるかと思えば、一九世紀にはロマン主義者の自殺願望のかたわらで、近代医学の発達が人間に長寿の希望をもたらしている。こうして現代になると、長寿の結果として社会の高齢化という現象が生じ、新たな問題になっているのは周知のとおりである。歴史人口学の数量化された世界は、長らくは変化に乏しい「長期的持続」の世界であったが、ヴォヴェルは「言説」に着目することで、「変化」をもたらす

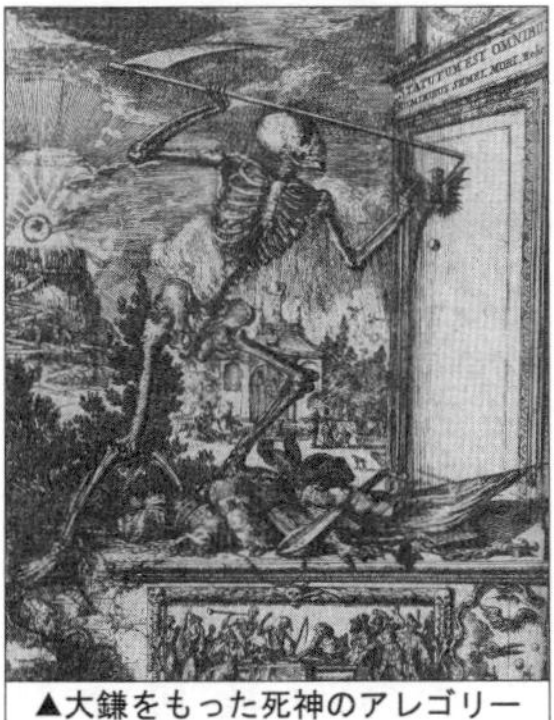
▲大鎌をもった死神のアレゴリー（ローメイン・ファン・ホーヘ、17 世紀）

人間の主体的役割を歴史の中に見出そうとしている。

図像と文字から見出す「心性」

そして最後に――これが本書の最も重要な部分なのだが――中間領域である「心性」について見ていかなければならない。心性史家としてのヴォヴェルの特徴と力量が発揮されるのはまさしくこの領域においてなのだが、歴史家は「史料」を必要とする。それは文字資料とは限らない。ヴォヴェルが「歴史の痕跡」と呼ぶ資料がどういうものかと言えば、それは①時禱書、往生術（死の技法）や死の舞踏に関する書物の挿絵、教会に飾られている祭壇画や奉納画（絵馬）のような図像資料であったり、②墓、墓碑銘、彫像、記念碑といったマテリアルな資料であったりするが、これに③往生術、遺言書、家族日誌、死亡通知といった文字資料が加わる。

「言説」がエリートのものであるのに対して、これらの「痕跡」が語りかけているのは多かれ少なかれ「民衆」の声であり、歴史家ヴォヴェルは注意深くそれに耳を傾けながら、普遍的であるとともに個性的でもある、人間の死に対する態度を――その多様な姿において――蘇らせようとしている。

以下、ランダムではあるが、幾つかの事例を紹介しておこう。ヴォヴェルの語り口が少しでも伝わるなら幸いである。

①死者の数について

「死者を数える?――この作業は容易なことではない。当時の人々が数字を挙げていないわけではないが、あまりにも鷹揚に、しかもあまりにも恣意的にやっ

ているため、必然的に夢想的なものにとどまっている。加えて、住民の人口がまったく分からなければ、死者の数が何を意味するというのだろうか。死者の数が、ストラスブールあるいはエルフルトで一万六〇〇〇人、バーゼルで一万四〇〇〇人、ワイマールで四〇〇〇人と言っても、それは何を意味するのだろうか。(中略)年代記作者の見積もりは脇に置いて、最近の研究によるならば、租税徴収資料や人口調査資料に基づいて、より信頼できる概算を得ることができる。サン・ジミニャーノでは全世帯の五九%、住民の七〇%が失われた。プラトでは全世帯の三八%、アルビでは戸長の五三%、カストルでは五七%……(以下省略)」

(第五章「ペストの時代」)

②庶民の葬儀

「ごくありきたりの庶民の葬儀に関しては、当然のことながら十分知られてはいない。しかしながら時禱書において は、写本彩色挿絵師たちが諸聖人や聖母マリアの葬列、時には無名の人の葬列を描いている。そのような挿絵はごく稀ではあるが、しばしば明瞭な指示がなされている遺言書の記載から、裏付けを十分に取ることができる。トゥールーズでは一四世紀末から、葬儀の行列(パレード)が、お金をたっぷりもらえる人気の高い公然たる見せびらかしの催し物であったことは確かなようだ。聖職者が遺体を引き取りに家に行き、遺体の前で「恭順」の祈りを唱える。それから厳かに、遺体を教会へと運ぶ。遺体はたいまつに囲まれ、しばしば托鉢修道会士に付き添われ、同時に貧者の集団も加わり、最後に親族や友人たちが続く。教会でのお祈りが終ると、もう一つの行列(中略)が、墓地まで繰り広げられる」

(第八章「死から墓場へ(二)」)

③アメリカ人の夢

「今日、我々は、夢に関する社会史に強い関心を持っている。(中略)ある研究者は、一二〇の夢からなる一六五〇年代の小さな資料体、つまり三人のイングランド人(牧師、占星術師、司教)と二人の「アメリカ人」(ボストンの判事)の夢を分析することができた。彼はさらに大胆にも、近年になって社会学者が分析した一九四〇年代のアメリカ人が見た一万の夢とそれとを突き合わせるに至った。(中略)今日のアメリカ人(あるいは昨日のアメリカ人)は、分類された夢の様々な主題の中で、この主題〔死〕が全く居場所がないほどに死の影響力を抑圧しているが(戦争の真っ最中であるにもかかわらず）、一六五〇年のアングロ＝サクソン人の夢の中では、死、あるいは葬式は第一位を占めている」（第一四章「バロックの戦慄」）

④模範的なキリスト教徒の死

「模範的な死の一つは、フランソワ・ド・サル〔一五六七―一六二二〕のような時代を支配している聖人の死である。彼は肉体的、精神的な恐るべき苦痛に耐えた。すなわちツチハンミョウの膏薬、次に『二度にわたって焼鏝《やきごて》の先で突く』、さらに第三の試練では、『焼鏝を頭蓋骨に押し当て、膏薬を首筋から額にかけて引き剥がし、そして鏝を頭に差し込んだので、すごい煙が立ち上り、頭蓋骨は焦げてしまった』。瀕死の人の枕元では、熱中した聴罪司祭たちの新たな攻勢が付け加わる。『一人の修道士が娘を聖母訪問孤児院にあずけることを望むかどうか尋ね、……一人のフイヤン修道会士は、悪魔への恐怖を抱いていないかどうかを尋ねた（中略）』。これに対して聖人は、たどたどしく、安心と無頓着な言い方で応えていたが、しまいには『彼はもはやしゃべらず、大声で話しかける田舎者のフイヤン修道会士に対しては、眼を天に向けるのみだった』。今日では、熱心に延命治療を行なった医者が告訴されている。いにしえの司牧者の熱意を前にして、我々は茫然とするばかりだ」（第一九章「盛大な儀式」）

（たちかわ・こういち／筑波大学名誉教授）

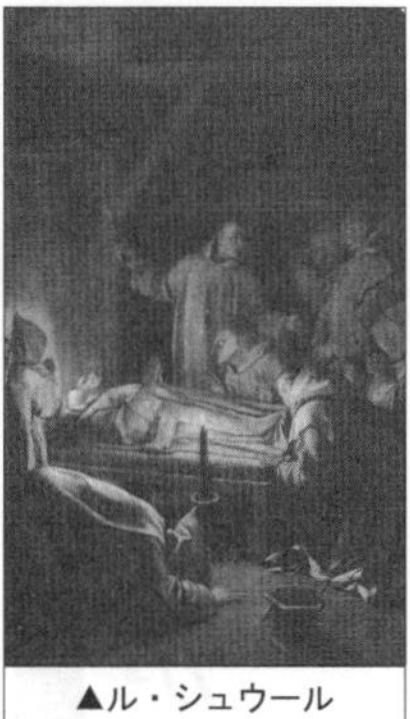

▲ル・シュウール『聖ブリュノーの死』

甲骨文字「大」「邑」「山」から龍宮神ジュゴン信仰のルーツを解き明かした画期的な書！

「琉球文明」から黄河文明へ

海勢頭 豊

本書のなりたち

本書を書き終えたのは、二〇一八年の一一月二九日。本のタイトル『琉球文明の発見』は、藤原良雄さんに相談して決めた。本書は、二〇一三年に出版した『卑弥呼コード　龍宮神黙示録』（藤原書店）の完結編である。

いずれも龍宮神ジュゴン信仰の歴史を辿り、古代日本と南西諸島の関わり、そして現在に至るジュゴンと天皇制との関わりを通して辺野古新基地建設問題を考え、また、二〇〇三年以降係争中の米国での「沖縄ジュゴン訴訟」に役立てるために書いたものである。

しかし、『卑弥呼コード　龍宮神黙示録』で多くの問題点を指摘したものの、肝心な龍宮神信仰のルーツを古代に遡ることができず、また、ウチナーンチュの平和主義と、ユダヤ民族の十戒との関わりも、不明瞭に終わったことは残念だった。

だがしかし、内容が内容だけに、藤原さんが出版してくれなければ、おそらく、完結編である本書もなかったであろう。何故なら『卑弥呼コード　龍宮神黙示録』出版後、日蓮宗三好龍孝さんとの親交はさらに深まり、そのおかげで、彼から贈呈された資料によって『「琉球文明」の発見』を書き上げることができたからだ。

「琉球文明」のルーツを探る

しかし、世界の三大文明の一つとされる黄河文明が、まさか、ウチナーンチュの祖先・奴人の宗教指導者たちによって生み出されたとは驚くべき発見であった。その中国における文明の誕生が「琉球文明のめばえである」とした理由の一つに、「琉球」の字に込められた意味があげられる。即ち、**琉球とは、王が流れ求める理想郷を表わし、王とは天の下の土、即ち、大地に立つ十字架で、それは浄土を表す字だからである。**よって、卑弥呼の治めた倭国も神権政治の琉球王国と同じ平和国家だったことが分かり、それ自体が新たな発見であった。

私は直感で「大」「邑」「山」の字が、龍宮神ジュゴン信仰を表わしていると気づき、もしかしたら中国の甲骨文字を調べれば、龍宮神を崇める信仰のルーツが分かるかもしれないと予想し、原稿を書き進めた。だがこの一年、名護市長選、地方議員選の選挙に追われ、特に、翁長雄志知事が二〇一八年八月に急逝し、一〇月の玉城デニー知事の誕生をみるまでの知事選が大変であった。オール沖縄

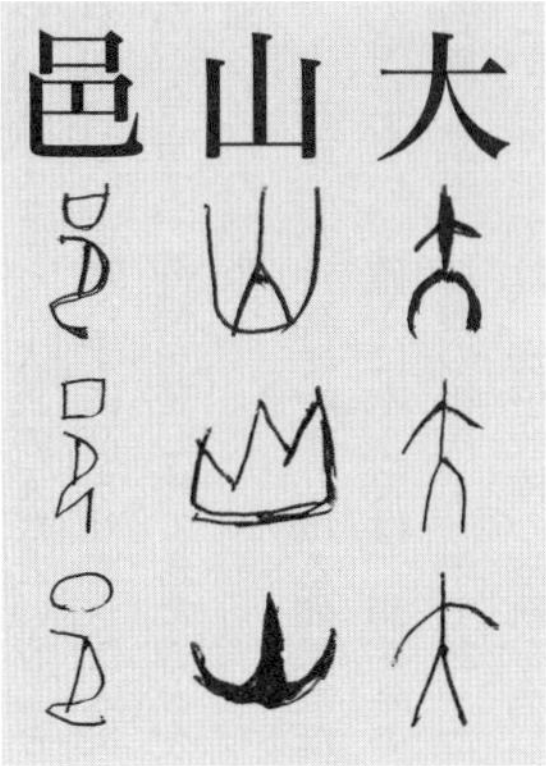

側の県民集会、そして辺野古キャンプ・シュワブでの抗議集会と、時間のない日が続き、しかし、そこへ助け船を出してくれたのが、書家の豊平峰雲先生だったのである。もし峰雲先生が甲骨文字を調べてくれなかったら、『琉球文明』の発見」はなかったことになる。峰雲先生にはいつも助けられてきた。映画「GAMA—月桃の花」の題字も、映画「MABUI」もそうだった。二〇〇三年に藤原書店から出版した『真振』の表紙に白抜きで「MABUI」とあるのも、峰雲先生の字である。それにオペラやバレエの題字も、交響詩「ニライカナイの歌」も、交響詩「ひめゆり」もそうだ。「ひめゆり」は、友人のヒゴマサヒロさんの振り付けでバレエ作品になり、これまでも何度か上演された。嬉しいことに、ヒゴさんから「来年（二〇一九年）の八月頃、日本バレエ協会主催で『ひめゆり』をやります」との電話があったばかりだ。
書きながら、色々な発見があった。例えば、この「あとがき」を書いている今夜はクリスマスイブである。まさか、キリスト教と沖縄の信仰がこんなに近いとは、思いもよらない発見であった。サンタと猿田彦は一緒だったということだ。

激動の二〇一八年

今年、二〇一八年を表す一文字は、「災」。しかし、「災」で表せば、それで済むものでもない。東京オリンピックだって怪しい。「逃げろ逃げろ、スタジアムから逃げろ」という、ノストラダムスの詩篇が、気にかかる。晩秋の東京、神田明神で七五三の賑わいを見た。しかし、誰一人として、祭神が沖縄のジュゴンと卑弥呼であることを知らない。知ら

ないでいることが人災の元だということを知らない。知らずに済ませてきた人災が、今まで、沖縄を苦しめてきたことを知らないのである。

大和《やまと》政府が沖縄に吹きつける邪風はほんとに臭い。確かに本土では、想定外の台風、豪雨、地震の相次ぐ一年であった。しかし沖縄では、安倍政権の常軌を逸した政治圧力で、辺野古新基地建設が強行されてきた。また、宮古島、石垣島、与那国島での自衛隊基地建設が進められてきた。日本国家による、やり損ねた琉球処分の完遂のつもりなのだ。

しかし、日本を泳がせ利用している米国も、大いに問題である。日米合意といえども、辺野古基地建設は日本政府の都合で進められたもの。にも拘わらず、米国はアイゼンハワー大統領が退官の際に発した軍産複合体肥大化への警告を忘れ、日本の甘い汁を吸い続けてきた。その過ちは許せない。結果、それが「災」となり、トランプ現象となって、米国民自らを苦しめている。

政府は辺野古工事を強行

二〇一八年一二月一四日、日本政府は予告通り辺野古の海に土砂を投入した。聖なる海を汚した祟りは直にくるだろう。閣僚の顔は青ざめ、もはや玉砕の覚悟に見える。面白いのは、ロシアのプーチンが、沖縄の辺野古新基地建設に言及したことだ。日本の民主主義のレベルに疑念を呈し、いちゃもんをつけてきた。勿論、プーチンは、日本の天皇制の裏を知ってのことだと思う。そのロシアとの駆け引きを記者から質問された河野太郎外務大臣が「次の質問をどうぞ」、「次の質問どうぞ」とはぐらかし続けた。それだけこの国は八方ふさがりで、行き詰まっているということ。外交と防衛は国の専権事項と嘯き、これまで護ってきた国家機密だが、もう隠しようがないのではないか。

一二月一四日、土砂投入のその日、私は妻を連れ辺野古に向かった。昼、一時。辺野古の浜で緊急の抗議集会が開かれ、その中に、辺野古土砂搬出反対全国協議会共同代表の阿部悦子さんがいた。「いよいよ、闘いが始まりますね」「絶対に造らせないようにしましょうね」と握手。本土に闘う仲間がいることは、心強い。千人ほどの集会に悲壮感はなく、「勝つことは、あきらめないこと」と声をかけ合うのを見ると、安倍自公政権崩壊の始まりの予感さえする。

合理性なき辺野古移設

一二月二三日の『琉球新報』トップに、

「大浦湾護岸工事二〇年度以降に先送り」との大見出し。防衛省が実施したボーリング地質調査で、大浦湾側の水深のある地点で地盤の強度を示す「N値」がゼロであることが確認されたからだ。

一二月二三日、天皇誕生日の『沖縄タイムス』のトップは、ワシントン特派員座安幸代さんのインタビューに応じた元ブッシュ（子）政権でパウエル米国務長官の首席補佐官を務めたローレンス・ウィルカーソン元陸軍大佐が、「在沖海兵隊に戦略的必要性ない」と言及。「気候変動や自然災害の影響が米軍施設に及ぼす損失への懸念が高まっており、（略）多額な費用を投じて海上に滑走路を造ることは『ばかげている』と強調した。日本政府が主張する在沖海兵隊の『抑止力』について『もろ刃の剣だ。抑止力の一方で、米軍の駐留は中国の軍事費を拡大させ、より強力な敵にさせる』と、軍事的緊張を高める要因になると指摘した」とあった。

つまり、安倍政権が主張する「普天間飛行場の危険性の除去」も「辺野古唯一が日米合意」との言い訳も、全てが沖縄県民や日本国民を騙すための虚言であったということ。また米国が「辺野古問題は日本の国内問題」と放置してきたことも事実だったということである。

最後に、本書を世に出した藤原良雄さんと、短期間に整理して頂いた担当の小枝冬実さん、応援して頂いた友人の皆さんに感謝したい。

日本が憲法九条を護れば、琉球王国のような平和国家になれる可能性は充分にある。

「チバラナヤーサイ！」（頑張りましょうね！）

（うみせど・ゆたか／アーティスト）

（構成・編集部）

「琉球文明」の発見

海勢頭豊

四六上製　二五六頁　二二〇〇円

駆逐艦「雪風」に乗った少年が、戦艦「武蔵」「大和」空母「信濃」の最期に立ち会った物語。

「雪風」に乗った少年

――十五歳で出征した「海軍特別年少兵」――

小川万海子

奇跡の駆逐艦「雪風」に乗り組む

米軍から〝海の狼〟と恐れられ、太平洋戦争の数多の激戦に参加しながら、ほとんど無傷で生き残った〝奇跡〟の駆逐艦「雪風」(昭和十五年竣工)。本書は、この稀代の幸運艦と共に生き抜き、九十二歳の現在も、戦争体験の語り部として活動する西崎信夫氏の命の記憶である。

昭和二年、西崎氏は三重県志摩市に農家の九人兄弟の末っ子として生まれ、十四歳で「海軍特別年少兵」の第一期生に志願し合格する。「海軍特別年少兵」とは、海軍が中長期的な視点により、将来の中堅幹部を養成することを目的に、昭和十六年に設立した制度だ。採用年齢は十四歳以上十六歳未満。だが、この制度は歴史に埋もれ、ほとんど知られていない。その最大の要因は、戦局の悪化により、制度の本来の目的が方向転換され、一般志願兵と同様な配置に組み込まれてしまったことによる。十六、七歳の少年たちが、苛烈極める第一線に投入され、第一期生は六〇%以上が犠牲になった。

出征の朝、信夫少年は母親からこう言われる。「**死んではなにもならない。生きて帰ってこそ名誉ある軍人さんだ。必ず生きて帰ってこい**」

西崎氏は「母との約束を果たすために、戦争中、生きることだけを考えていた」と振り返る。

広島県の大竹海兵団での一年弱にわたる猛烈なスパルタ教育と、海軍水雷学校での専門教育を経て、昭和十八年十一月末に、西崎氏は「雪風」に魚雷射手として乗り組む。そしてマリアナ沖海戦、レイテ沖海戦、沖縄水上特攻などを戦い、戦艦「大和」、「武蔵」、その姉妹艦でありながら、幻の存在となってしまった空母「信濃」の最期に立ち会っている。

西崎氏の戦争の記憶は非常に詳細で鮮明だ。その理由を西崎氏はこう語る。「命がかかっている瞬間の連続だったから、骨肉に刻み込まれているのでしょう」

真っ二つに折れた「大和」

特に、昭和二十年四月の沖縄水上特攻の場面は圧巻だ。左舷を集中的に攻撃された戦艦「大和」は、ゆっくりと横転して盥《たらい》を伏せたような形になり、船腹に塗られた真っ赤な錆止めが海上に映えて、巨艦の悲運を象徴するかの如くだったという。そして「大和」爆発の黒煙の中、真っ二つに折れた船体が並列して聳え立ち、無数の破片と共に轟々たるしぶきを巻き上げて落下した。西崎氏はこの全てを肉眼と望遠鏡を通して目撃している。

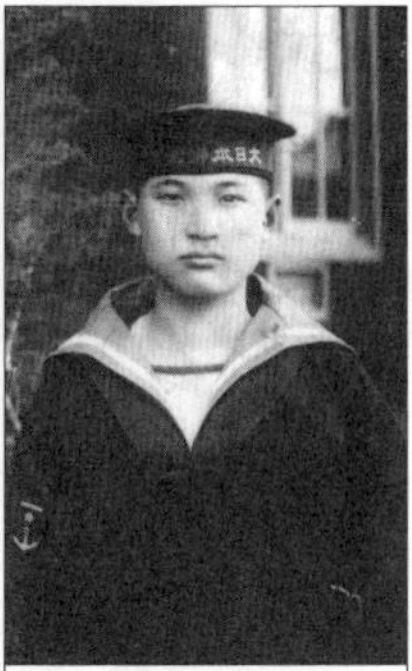

▲西崎信夫氏
(15歳、海兵団時代)

さらに、負傷した左腿に突き刺さった弾片との格闘、思わぬ配置換えとなった機銃台での狂気、「大和」沈没後の重油の海で繰り広げられる生存者救助の死闘。どの場面も生々しく、冷静な視点で捉えられた実体が圧倒的に迫ってくる。

沖縄水上特攻から生還した「雪風」は、宮津空襲を経て、伊根で終戦を迎える。そして西崎氏は伊根の裏山で、機密書類一切の焼却を任される。

戦後も西崎氏は「雪風」に残って復員業務に従事し、賠償艦として中華民国へ引き渡される「雪風」の運命を見届けた。

また、米潜水艦に沈められた民間船樽島丸の船員の救助、人間魚雷「回天」の搭乗員たちや、玉砕数カ月前のサイパンで年配の補充兵と関わる場面が登場する。知られざる歴史が明かされ、西崎氏の記憶を通じ、戦場で失われた命の声が蘇る。

本書を貫く「生き抜く力」

本書を貫くのは、西崎氏の少年時代から変わらぬ瑞々しい感性と生き抜く生命力である。幅広い世代の方、特に若い方々や、親御さんたちに本書を読んでいただきたい。**生きているということがどれほど奇跡的で輝きに満ちたことであるか、命ほど尊い物はないということを**西崎氏の命に刻まれた物語が教えてくれる。必ずや読者の心にエネルギーが注がれることだろう。新たな時代を迎える今こそ、必読の書と信じている。

(おがわ・まみこ/元外務省職員)

「雪風」に乗った少年
十五歳で出征した「海軍特別年少兵」
西崎信夫著
小川万海子編
四六上製 三二八頁 二七〇〇円

地域医療の再編に向け、フランスにおける病院改革から、何を学ぶか？

病院中心主義からの転換

——『地域の医療はどう変わるか』刊行に寄せて——

原山　哲
山下りえ子

フィリップ・モッセは、一九四九年生まれの医療経済社会学者で、長年にわたりフランスの労働経済社会学研究所LESTで、経済学、社会学の視点から医療の考察に取り組んできた。彼が若き頃のこと、フランスの医療は大きな歴史的転換に直面しており、そのことが、彼にとって、研究者としての出発点であった。彼がこれまでの自らの研究を簡潔に集約した本書は、医療プロフェッショナルだけでなく、クライアントも共に参加する道を探ったものであり、広く多くの人々の関心を集めるに値する。

医療における「効果」の重視

フランスでは、一九五八年の大学病院センターの設立以前は、医師たちの多くは、今のように病院の専任ではなく、自分の診療所やクリニックでの仕事とあわせて兼任であった。一九五〇年代から一九七〇年代の高度経済成長期、「栄光の三〇年」において、フランスの医療は病院を基軸に発展する。この時期、病院の医療は、高度な専門分化を遂げるとともに、病床数の増大、医療プロフェッショナルの人員の増大を実現した。高度経済成長は、病院医療も、他の分野と同様に、例外ではなかった。けれども、この病院中心主義（hospitalo-centrisme）は、フランスの場合、地域格差を残したままの成長であった。そして、高度経済成長は、医療の専門分化による技術的効果（efficacité）の重視を帰結する。

専門分化から多様化へ

「栄光の三〇年」が終わり、社会保障の財政難の時代になると、単なる効果ではなく、費用との関連が問われるようになる。すなわち、効果ではなく効率（efficience）が重要となったのである。

それゆえ、病院は、入院期間の短縮、病床数の削減を受け入れなければならなくなる。他方、日本では、入院期間の短縮、病床数の削減が遅く、在宅入院なども充実しているとは言えない。日本においては、高齢者の家族によるケアへの依存は、再考されてもよいのではないか。超高齢化社会における医療のクオリティ（質）を考えれば、フランスにおけるような在宅入院（hospitalisation à domicile）をはじめ、多様な医療の形態、そして、それらの医療の地域における連携、ネットワークが不可欠となる。

契約とプロジェクト

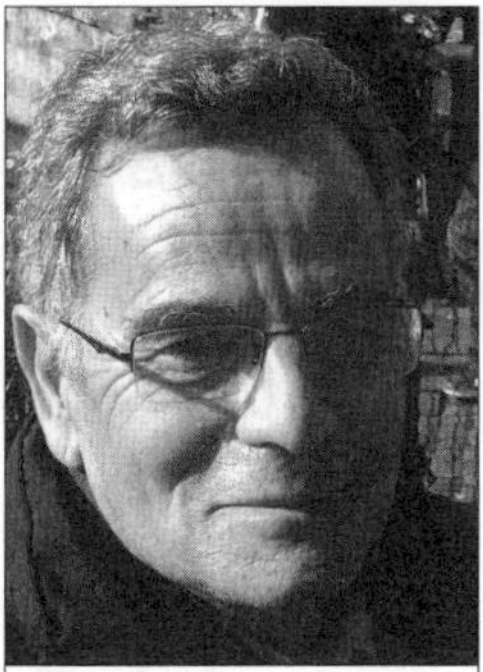
▲Ph・モッセ（1949-　）

効率は、単に病床数や入院期間の削減によっては実現しない。日本の場合、入院期間の短縮、病床数の削減に急速な進展がみられなくても、必ずしも批判されるべきではない。導入されつつあるニュー・パブリック・マネジメント（NPM）は、民間企業と同様の効率性重視の組織論を公共部門においても適用することだ。

けれども、効率が課題であればこそ、NPMは、ケアのクオリティをめぐって、医師、看護師はじめ、ひろく様々な行動主体による集合的協議の場に位置づけなおされてきた。それは、医療プロフェッショナルが参加する研修会において具体化される。そして、地域における行動主体間の契約、プロジェクトが意味をもつことになる。それが積み重ねられて、地域医療機構（ARS）の政策において集約されることが必須となっている。

（はらやま・てつ／LEST客員研究員）
（やました・りえこ／東洋大学法学部教授）

短期集中連載　石牟礼道子さんを偲ぶ　11

魂のふれあいと手料理の味

歌手　米良美一

石牟礼道子先生を偲んだ催しで

「石牟礼道子と出逢う」。今は亡き巨星を偲んで二〇一八年の七月十三日、このタイトルを掲げた催しが、しめやかに執り行われました。

生前石牟礼道子先生とご親交を結んでおられた各界の先生方や、数多くの作品を愛読なさってこられた皆さんの一堂に会された追悼のとき。舞台の上では美しい日本語で綴られた〝石牟礼文学〟の世界が、確かな技をもつ表現者の語りや朗読によって、次々と丁寧に表現されていきました。

そしてその傍らには、そっと寄り添うように妙なる音の調べもありました。お一人ずつ、ゲストの方が話される石牟礼先生への思慕の念やお別れの言の葉たち……。私は静かな心持ちでそれらにそっと耳を傾けながら、在りし日に見せていただいた先生の柔かなお顔の表情や、優しいお声の色を思い起こしていました。

それから私も、数曲の歌を献上させていただいたのです。代表曲『もののけ姫』や、美輪明宏さんの名曲『ヨイトマケの唄』。そして石牟礼先生の詩に、作曲家の佐藤岳晶さんが曲をつけられた新作も、この日初めて、公に披露されました。『石牟礼道子全集〈不知火〉』より「黒髪」、そして『完本　春の城』から「アニマの鳥」という、実に美しい二曲の芸術的な歌曲です。崇高な詩文の世界を見事に表現された石牟礼先生の作品。そこに決して邪魔をすることなく、流麗な音と和声で奥行きを加味された佐藤さんのセンスと手腕にも、脱帽です。私は感謝と祈りをこめて歌わせていただきました。

天国的な温かいふれあい

石牟礼道子先生と私のご縁は、藤原書店の社長様より賜りました。二〇一〇年十月十三日、藤原良雄社長とご一緒に、熊本市内にあった石牟礼先生のお住まいを訪ねました。

病院の二階に居を構えておられた先生の晩年は、パーキンソン病を抱えられての闘病の毎日。大変に、ご苦労がおあり

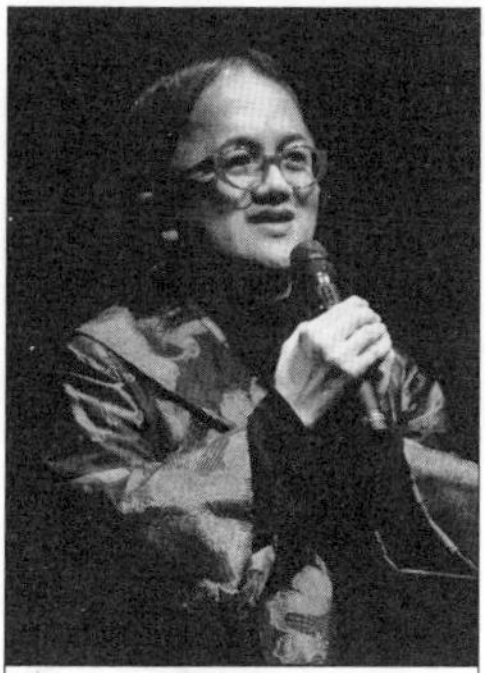

▲米良美一氏
（1971-　）

だったことでしょう。しかしそんなことなど露程もお顔には出されないで、訪れた私たちを温かく、ご自宅へ迎え入れてくださいました。

そのときに見た石牟礼先生のお顔の、なんと神々しかったこと！　美しく、澄んだ微笑みを浮べられた表情は、まるでけがれなき童女のようでした。

実は、この訪問には大切な目的がありました。それは先生と私による、対談です。〝お二人の対話を一冊の本にしたい〟との藤原社長のご提案から、素晴らしい機会を設けてくださったのです。九州のお国ことばを流暢に話される石牟礼先生のお姿は、私の胸をひたすら温めました。それはきっと、今は亡き祖母の懐しい姿と、石牟礼先生のお優しい雰囲気とを重ねて見ていたからでしょう。先生と私の歳の差は四十とうん歳ですが、魂の触れ合うやりとりにはなんの障壁にもなりませんでした。

この対談のなかでは、それぞれの故郷の地に伝わる風習や食文化についても語られました。石牟礼先生の故郷は熊本県の天草で、私は宮崎県西都市、古墳群のある処です。ともに同じ九州の人間ですが、生まれ育った地域も違えば過してきた時代の匂いも、色も異なります。けれども、先生とたくさんの言葉を交わすうちに、二人のノスタルジーには共鳴し合うものが多くあることを感じました。

例えばその昔に、石牟礼先生のご実家は石屋さんをされていたそうですが、私の母方の祖父もまた、石屋を生業としていたようです。そういう似たような背景に私は喜びを感じて、先生との会話に夢中になりました。

こうした思い出とともに、今もなお脳裏にやきついてはなれないのが、石牟礼先生お手製の料理の味。それはただ一度きりの機会でしたが、素材の風味が生かされた味付けは誠に絶品!!　それはまるで、石牟礼道子先生が記された文学作品のように、大変に素晴らしいものでした。

（めら・よしかず）

短期集中連載　金子兜太さんを偲ぶ　10

兜太と敵対しつつ親愛する

筑紫磐井

伝統俳人から見た兜太

私は、能村登四郎門で俳句を始めている。その当時登四郎は、飯田龍太、森澄雄、草間時彦らと並ぶ現代の伝統俳句の旗頭だったから、兜太とは没交渉に近かった。昭和四十年代は、伝統と前衛はそれくらいに垣根がはっきり設けられていたということだ。

しかし、実はその根本にさらに深い関係があった。登四郎が分裂前の現代俳句協会に属していたとき、現代俳句協会賞を兜太と分け合っている。特にその受賞作品が、飛騨白川村の合掌造りの村がダム開発で水没するという悲劇を詠んだ社会性俳句であったから、当時の社会性俳句の代表作家である兜太とは比較されることが多く、強情な性格のあった登四郎は敵愾心を燃やしていたようだ（言っておくが、その後の前衛と伝統のように、当時俳壇がそれにより分裂することはなかった。いわゆる伝統的な俳句作家でも、そうでなくても、何らかの意味でみな社会性俳句に染まっていた）。

社会性俳句はやがて難解な表現の前衛俳句に発展してゆく。兜太はそこでも中心であった。と言うより、前衛俳句とは兜太そのものであったと認識すべきなのだ。こうした前衛俳句運動の隆盛に危機感を持ったのが伝統俳句の作家たちで、中でも理論的中心となったのが、草間時彦や登四郎であった。いや、正確にいえば、前衛俳句が「猖獗を極めた」ために、登四郎たちが「伝統俳句」を提唱せざるを得なくなったのだった。前衛俳句がなければ伝統俳句は生まれなかった。現在の常識では、伝統があって前衛が生まれたものと思われているが、実際の歴史は逆であった。

兜太の近・現代俳句史観

伝統を理解するためには前衛を知らなければならない、少なくとも昭和四十年代以後の伝統俳句は前衛俳句を理解しなくては本当の価値が分からないのではないか——これは私にとってコペルニクス的転回であった。それ以後、兜太の俳句作法（造型俳句作法というべきだろう）に影響は受けなかったが、**兜太の近・現代俳句史観***には注目するようになった。兜太の俳句史観は正統的な史観である――というよりは、そもそも兜太以前に「近・現代俳句史観」などは存在せず、誰も示さなかったのだと言うことを確信したのである。

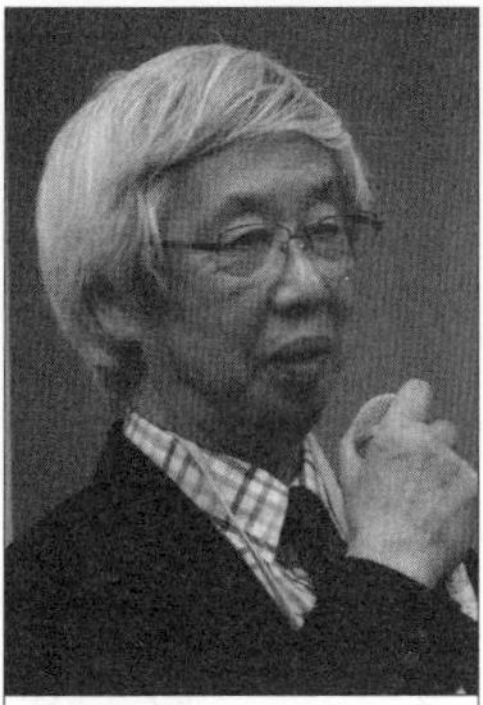
▲筑紫磐井氏（1950-　）

兜太論は多くの人が書いているが、兜太の俳句史観について言及している例をほとんど見ない。しかし言っておくが史観がなければ歴史はない、雑多な歴史的事実の断片があるだけなのである。兜太は歴史を作っているのである。

兜太に敵対していたはずの私が、兜太の晩年に、しばしば兜太論を書く機会を与えられ、語り合う機会を得、最後には『兜太　Ｔｏｔａ』の編集長となったことを批判する人もいるが、半分は正しく半分は間違っている。兜太と私は俳句観を共有しているのではない、**史観を共有していたのだ。**

兜太との座談が楽しかったのは、こうした史観を踏まえてさまざまな作家の論評を行えたことである。『兜太　Ｔｏｔａ』第一号で語った、石田波郷に対する辛辣かつ愛情溢れる批評は、兜太としては初出のものではなかろうか。九十九歳となった兜太はさらに多くの歴史を語ってくれていた筈なのに残念である。

＊兜太の近・現代俳句史観とは、伝統的な諷詠的傾向と対立して、文学的な表現的傾向が存在し、特に表現的傾向は、象徴的傾向、主体的傾向と深化していくと見たことである（「造型俳句六章」『俳句』昭和三十六年一～六月）。

（つくし・ばんせい／俳人・評論家）

リレー連載　近代日本を作った100人　58

小泉八雲——霊の日本の発見者

平川祐弘

西洋人日本研究者を二大別する

戦前来日した西洋人日本研究者を二大別すると、西洋キリスト教文明を至上として他を見る人と、それとははずれた見方をする人とがある。前者はバジル・ホール・チェンバレン（一八五〇—一九三五）に、後者はラフカディオ・ハーンに代表される。その違いは現地女性と結婚すべきか否かの点で判然とした。チェンバレンは分別ある英国紳士として忠告した。「ハーンさん、あなたがお選びになるべき道は、言うまでもなく、日本ではごく普通に行なわれていること、すなわち全然法律上の結婚はしないでおくことです」。だがハーンは結婚したばかりか、日本に帰化した。明治二十九（一八九六）年当時は不平等条約の下、西洋人の夫の遺産は西洋人親族に渡ることになっていたからである。小泉八雲と名を改めたハーンは「土人になった」と陰口をいわれた。

マルティニークと日本の並行体験

ハーンは戦争花嫁であったギリシャ人の母が英国生活になじめず、故郷に帰ってしまったことがトラウマとなり、終生瞼の母に憧れ、父を憎み、父に代表される西洋近代産業社会に反撥した。米国でも北部のニューヨークや中西部のシンシナーティなど近代都市を嫌い、南部のニューオーリーンズ、それもラテン系地域を好んだ。一八八七年にはフランス領西インド諸島に渡り、黒人奴隷の子孫たちの生活に入り込んだ。クレオール語で語られる彼らの迷信や霊の生活を記録し、その怪談を書きとめた。

ハーンは当時の流行であった西洋脱出の夢にとりつかれた一人で、そのマルティニーク島ではゴーガンも同じ頃に目と鼻の先の所で暮らしていた。フランス人宣教師は島の人を全員カトリックに改宗させたと言ったが、ハーンがそこで見聞きしたのは魑魅魍魎の世界で、後来の大宗教は土着の信仰を根扱ぎできないことに気づいた。日本でも中国渡来の仏教や西洋渡来のキリスト教文明が土着の神道を根《ね》扱ぎできるはずはないと予想して出雲へ行ったら果してそうだったのである。

日本で末永く愛読される英語人

「近代日本を作った」人という視角から論ずるなら、日本国内で西洋文学の妙趣を伝えてもっともすぐれた教師は、東大英文科で明治二十九年から明治三十六(一九〇三年)年まで教えたハーンであろう。明治日本のイメージを外国に広めたことにかけてもハーンが第一人者にあげられるのではなかろうか。民俗学的観察が巧みに生かされた紀行文『知られぬ日本の面影』(*Glimpses of Unfamiliar Japan*, 1894)や、日本文化論的考察をも含む『心』(*Kokoro*, 1896)などは、芸術的にも高度に完成したルポルタージュ文学の傑作である。しかしカウリー(M.Cowley)などによって日本におけるハーンが、ドイツにおけるグリムやデンマークにおけるアンデルセンに比較されるに至ったのは、民話などに材を求めた『怪談』(*Kwaidan*, 1904)によってである。その多くはインフォーマントだった節子との夫婦合作の成果である。ハーンは日本語訳でも愛読されているが、わが国でももっとも広く英語でも読まれてきた英語文学者はハーンなのではあるまいか。東大での英米文学講義も、「霊の日本」ghostly Japan にまつわる観察、日本の人情や民俗を伝える随筆も怪談 ghost stories など、そのすべてが英語教科書となって日本人に親しまれてきた。なお「ゴーストリー・ジャパン」とは「物の怪の日本」とも「神道の国日本」とも訳し得る内容である。

私自身はハーンや、さらにはハーンを愛読したらしいクローデルなどの眼を通して、神道を見直した一人である。私たちの日本観を作った人の中にハーンをあげることもできよう。最初の神道発見者と呼び得る西洋人はハーンだが、ハーンの作品は英語で書かれた明治文学の傑作と呼ぶべきであろう。

(ひらかわ・すけひろ/比較文学者、比較文化史)

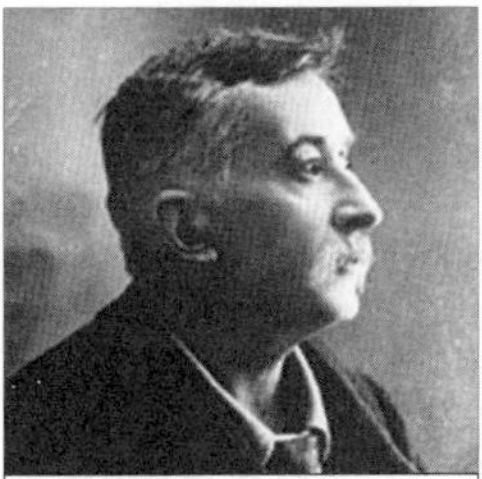

▲小泉八雲(1850 - 1904)

英国軍医とギリシャの島の娘の間に生まれた。英国名は Lafcadio Hearn。ダブリンで育ち、家庭崩壊後、英国北部ダラムの寄宿学校で教育を受け、フランスにも滞在した。面倒を見てくれた大叔母が破産、16歳で学校を中退、英京でどん底の悲惨を味わった。一文無しで渡米、新聞記者として名を成した後、1890年来日、日本が文筆活動にふさわしい土地であることを確信、松江で中学、熊本で高校、東京で大学で教えながら文章家として精進した。小泉節子との間に三男一女を儲けた。明治日本を見事な英文12冊に綴ったのみか、西洋詩文の妙趣を日本人学生に教授した。ハーンはわが国でもっとも愛され読まれ続ける外国生まれの英語作家である。

連載 今、世界は（第Ｖ期） 9

プーチンもやり過ぎて失敗？

木村 汎

日産のカルロス・ゴーン前会長は、一人で使い切れないほどの高額収入を欲した様子である。私共には分からぬ心理である。だが、おそらくそのように物欲が強ければこそ、彼は億万長者の地位に昇りつめえたのかもしれない。俗に〈一銭を笑う者は一銭に泣く〉、また〈塵も積もれば山となる〉という。

ロシアの領土も、同様の考えにもとづき拡張に次ぐ拡張をとげてきたのかもしれない。一センチメートルの面積も疎かにせず貪欲に執着した結果、世界一の国土を誇るようになった。もしそうだとするならば、かつて福田赳夫首相が述べた次の台詞は的外れということにもなろう。「これだけ広大な領土をもつソ連が、何でちっぽけな島にこだわるのかね」。

話をゴーン氏に戻すと、その強欲ぶりが止まるところを知らなかったために、彼は遂に墓穴を掘り、「金の卵」である日産会長ポストを喪ってしまった。同様に、歴史上多くの帝国は「過剰膨張」のゆえに亡びることになった（ポール・ケネディ著『大国の興亡』）。

ゴーン氏解任とほぼ同時期に、安倍晋三首相が次のように発言したとの報道があった。「一九五六年の日ソ共同宣言を基礎として平和条約交渉を加速させよう」。従来の目標の四島返還を断念し、実質上、色丹、歯舞の二島で対ロ交渉にケリをつけようとする政策転換に他ならない。

ところが、「安倍首相、与し易し」とみたのか、プーチン大統領は「二島の引き渡しですらすんなりとは行わない」とのべるなど、日本側をさらに牽制しようとしている。このために、同大統領が狙っているのは「二島マイナスα」ではないかとの見方さえ現れる始末。これでは、安倍首相の在任中での平和条約締結をむずかしくしてしまうのではないか。もしそうなる場合、同大統領は調子に乗り欲の皮を突っ張らせ過ぎた行為を後悔せねばならないことになろう。ゴーン氏や歴代の帝国同様、「やり過ぎ」て元も子もなくしてしまう愚である。

（きむら・ひろし／北海道大学名誉教授）

■〈連載〉沖縄からの声　［第Ⅳ期］9

平安座の海の「シチ」の話

ミュージシャン　海勢頭《うみせど》　豊《ゆたか》

子供の頃、故郷の平安座《へんざ》島には、「島の海には、シチがいる」という不思議な話があった。それは、「海岸や干潟にいる人が、突然、海に向かって歩きだし、深みにはまって溺れることがあるが、それはシチのしわざである。もし、そのような人を見たら、大声で呼び止め、ひっぱたいて目を覚ましてあげなさい。もし、シチに出会ったときは、お前はシチだ、おれはハチだ、と言いなさい。そうすれば助かる」という意味不明の話であった。

それが、大人から、まことしやかに語り伝えられていたのであるが、そのシチが魔界のものなのか何なのか、結局、正体は分からずじまいであった。学校が終わると子供たちは干潟で遊び、歩いて本島に渡る人もいた。遊びほうけたり、あるいは、干潟を渡る方向を間違え深みにはまったりして、時には溺れて死ぬ人がいた。そのための警告だったのか、シチの話は常に、親から子供に伝えられていたことを思い出す。

ところが、甲骨文字の「卩」を見て、これはジュゴンを表す最もシンプルな象形文字であることが分かり、驚いた。

本土では、「卩」はセツであり、節句や季節などの元の字である。しかし、南西諸島では、「卩」は、「シチ」あるいは「ヒチ」や「スツ」と言い、豊年祭などを表す言葉であった。例えば、西表《いりおもて》島祖納《そない》の節祭を「シチ」と呼び、また、多良間《たらま》島の「スツウプナカ」の「スツ」がそうである。

即ち、甲骨文字の「卩」が、平和の神、航海安全の神、五穀豊穣の神であるジュゴンを表すとともに、そのジュゴンの加護を祈る日を、特別に「シチ日」として、神行事や豊年祭を行っているのが、南西諸島の「シチ祭」の伝統ということになる。

この「卩」によって、平安座島のノロたちが語っていた「シチマーイ」が、「卩詣り」の意味であること、また、島の西端の岩陰に古くからある風葬跡「シチニンチョウデー」が、「卩人兄弟」の意味であることが分かった。

また、この「卩」が「巴」の字に進化したとされ、このような象形文字・表意文字を考え出したのは、南西諸島人しかいないことになり、驚くばかりである。

Le Monde

■連載・『ル・モンド』から世界を読む［第Ⅱ期］29

頑張れ　日産

加藤晴久

カルロス・ゴーン逮捕を『ル・モンド』紙が報じたのは一一月二〇日付。だが、社説が出たのは二四日付。衝撃のあまり、どう解釈し、いかなる見解を表明すべきか迷っていたのではないか。

社説は、「傲慢と強欲」のために失墜したゴーンを、世論も「自業自得」と認めている、と冷たい。そして「ルノー・ニッサン　危ぶまれる連合」というタイトルが示唆するように、もっぱらフランスの基幹産業の行方《ゆくえ》を憂慮している。

その後も経済問題専門の二人の記者は連合の歴史的推移、力のバランス、両社の思惑などを分析しているが、東京駐在のPh・メスメール記者は、在日の欧米経済人たちの発言を匿名で引用しつつ、「刑法的には何もない」「ニッサンでっち上げのクーデタ」「産業ナショナリズム」「この事件で日本のイメージは低落する」と論じ（一一月二八日付）、日本の経営者は、表向きの給与は少なくても、あの手この手を使って、目に見えない形で、利得を増やしている、と報じている（一一月二九日付）。

極め付きがタイトル「西川広人　日産に忠義、ゴーンに謀反」なる記事（一一月二四日付）。二〇一五年、ルノーの取締役会の一員として、ルノー支配を強化しようとするフランス政府の企みを頑として阻止した後、ゴーンが進めようとしているらしいルノーと日産の合併に叛旗を翻した西川社長を明智光秀になぞらえている。

ゴーン事件をめぐっては日本も議論百出、かまびすしい。「グローバルエリートと魂の病」などと、したり顔の大物記者もいた。原則に反して、直截に自説を言わせていただくと、日産がゴーンとその子分たちに二〇年近くも蹂躙されてきたことの「真相」は、明治維新百五十年になるというのに、いまだに、日本人の心の「深層」に欧米「先進国」に対する劣等コンプレックスが染みついているからである。

「明智光秀は本能寺の変の一三日後に殺された」とメスメール記者は曰くありげに書いているが、日産の社員たる者、西川＝明智のもと一丸となって社の自立《オートノミー》(律)を取り戻すべし。（この稿一二月一〇日記）

（かとう・はるひさ／東京大学名誉教授）

■連載・花満径　34

君が代

中西　進

天皇の国民に向けた退位宣言に端を発して、今年は、改元を迎えることとなった。

改元とは事柄そのものが、また歴史的見地からも経緯からも、良質で高等な課題だろう。それなりに、軽率のそしりを受けてはならない。

とにかく日本人は国歌を「君が代は」と歌う。すなわち元号を廃止すれば、国歌は大きく根拠を失う。

もちろん「君が代」は『万葉集』に本来老人への敬愛歌として歌われる。この民間の頌寿が聖帝にもそそがれる水平性はすばらしい。それなりに日本人は進んで聖代を称える一方、反対の場合は元号をあげて戒《いまし》めてきた。

貞観の治は中国にもなぞらえて画期的な時代を呼ぶこととなった。反対に応仁の元号は今日にまで芳しくない。

キリストも釈迦もいない日本で、この御代への敬愛こそが、信頼すべき年数の基準となったのは当然だろう。

そこであの長大な『源氏物語』は、物語を「いづれの御時にか」（何天皇の時代であったか）と語り始め、伝統を継承した松尾芭蕉は奥州行脚の年代を「今年、元禄二年《とせ》にや」と語り始めることとなった。ともに「御代」に朧化を施しながら、内容の時代を指定したのである。

ところで日本人は、いま、もう一つの新しい規程をもつ。わが国は立憲君主国である。

国民の倫理や宗教を大わくにまとめて、憲法と君主の尊重の下に再出発した日本を、わたしは穏当かつ確固たる必然性をもつ国だと思ってきた。

六〇四年聖徳太子が「平和憲法」を宣言して以来、その精神が各時代の君主や権力者によって次つぎと継承され、敬愛されつづけて各時代が築かれてきた。

下って直近の昭和も天皇が人間を宣言された、平成は天皇が人間を実現された、みごとな君主国だと、国民の一人としての誇りを、わたしは持つ。

頌寿の民間歌を聖代の祝歌とした、この民主的な国歌の下に、それにふさわしい国家を築いていくべきであろう。

（なかにし・すすむ／国際日本文化研究センター名誉教授）

〈連載〉生きているを見つめ、生きるを考える ㊻

神経から免疫へのはたらきかけ

中村桂子

前回は、免疫系が神経系に影響を与えることがわかり始めたという話を書いた。今回は逆に、神経系の免疫能への影響をとりあげる。

交感神経と副交感神経からなる自律神経系は、体の内外の環境変化に応じて臓器のはたらきを調節していることはよく知られている。交感神経の活動は、私たちの場合昼間が高く、マウスのような夜行性の動物では夜間に活発になることが知られており、臓器のはたらきもそれに対応している。免疫能にもそれが見られることは古くから知られていたが、具体的なメカニズムはわかっていなかった。

まず免疫に関わるリンパ節やリンパ管には、ノルアドレナリンを分泌する交感神経は来ているが、アセチルコリンを出す副交感神経は来ていないことがわかった。そこで、ノルアドレナリンの作用を調べたところ、リンパ球にあるアドレナリン受容体が刺激され、血液中、リンパ液中のリンパ球が減少することが明らかになった。それは、リンパ球が抑えられるためということもわかった。リンパ節からリンパ管へと出ていくのが抑えられるためということもわかった。

近年、インフルエンザワクチンを朝と夕方に分けて接種した組の抗体生成を比較したところ、朝の方が抗体量が千倍高かったという報告が出た。マウスでの実験でも同様の現象が見られており（マウスの場合、夜の方が高い）、免疫反応の日内変動の基本は解明されたと言える。もっとも、現在知られている抗体量の差が、ワクチンの有効性にどれだけの意味を持つかは今後の検討が必要である。

ここまでに見てきたリンパ球は、獲得免疫と呼ばれる、病原体などの外敵が侵入した時に特定の対象を捉えるシステムである。これに対して、好中球など外敵全般に備える自然免疫の細胞は交感神経の活動が盛んな時は末梢の組織に集まる。つまり自然免疫と獲得免疫のそれぞれの役割に合った活動ができるよう、免疫能全体としてリスクに対する最適な備えをしていることになる。神経と免疫の関係のみごとさに改めて感心している。

（なかむら・けいこ／JT生命誌研究館館長）

連載　国宝『医心方』からみる　22

ハレの日の赤飯と小豆粥

槇　佐知子

我が国では祝いごとに赤飯を炊く風習がある。また、小正月の一月一五日には小豆粥《あずきがゆ》に粥柱《かゆばしら》といわれる餅を入れ、これを食べると邪気を避《さ》けるとされて来た。

承平三（九三四）年一二月下旬、四年の任期を了えて土佐を出港した紀貫之《きのつらゆき》（八六八頃―九四五頃）は、一月一五日の日記に「けふ《今日》、あづきがゆ《粥》にず《煮》。くちをしく……」と、二〇日以上経ってもまだ船旅の途中であるのを歎いている。

マメ科インゲン属一年草アズキは原産地に中国説とインド説がある。日本でも記紀の神話にあるほど栽培の歴史は古い。

その効能は、

○体内に停溜する水液を下げる
○身体の内外の脂肪腫・繊維腫・骨腫・肉腫・癌腫などを主治する
○膿血を主治する
○寒熱[*1]や熱中[*2]を主治する
○消渇[*3]を主治する
○洩[*4]を止め、排尿を改善する
○腸内に急に水《すい》がたまったものを吐き出す
○腹が脹りふくらむ症状を治す『本草』

＊1　寒証と熱証の意と悪寒発熱の意がありどちらか不明
＊2　腎機能障害による諸症。のどの渇き、食欲旺盛だが衰弱し、糖尿が出る等
＊3　現代で糖尿病としているが、古方では不老不死薬とされていた錬丹術の副作用による泌尿器障害も含んでいた
＊4　気を漏らすことか大小便を漏らすことか未詳。本草では下痢便を漏らすこと、とする。

そのほか、

●ロバが食べると脚が軽くなり、人が食べれば身体の動きが重くなる『陳蔵器本草拾遺』

▼長期間食べ続けると、唾液・精液・血液などの体液が減少し、ひからびてしまう『養生要集』

などの説がある。

右の説のように長期間にわたって食べると弊害が出ることから、ハレの日の食べものに限定されたのであろうか。

（まき・さちこ／古典医学研究家）

十二月新刊

二〇一八年ノーベル生理学・医学賞受賞！

生命科学の未来

がん免疫治療と獲得免疫

本庶 佑

「医学的な研究は、長い眼で見て、本当に基礎的なことから思いがけない大きな発見が出る。」（本庶佑）
　免疫学との出会い、免疫の多様化が実現される仕組みを解明した画期的研究、ノーベル賞受賞をもたらした抗体の発見に至る軌跡、そして、生命科学が世界的に注目されている中での基礎研究への投資の重要性などを縦横に語る。

Ｂ６変上製　二四〇頁　二二〇〇円
対談＝川勝平太

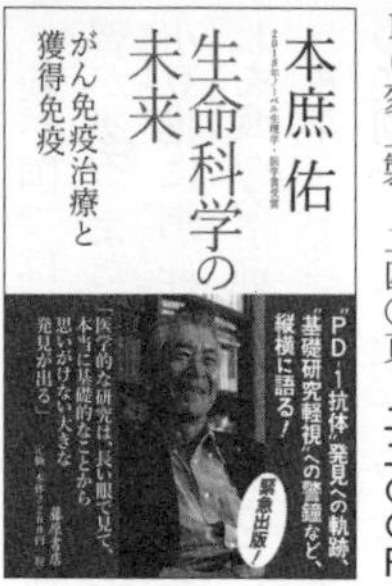

"人間が生きるとは何か"を考える本

人生の選択

デーケン少年のナチへの抵抗

原案＝Ａ・デーケン
画＝池田宗弘　文＝堀妙子

　ナチの学校への入学をすすめられたデーケン少年は言った、「ぼくは行きません」――わずか12歳の少年が命がけで選んだ道は、「生と死を考える」原点となった。"死生学"を提唱したデーケン神父の少年時代を、絵と文で表現。

オールカラー
Ａ４変上製　三六頁　一八〇〇円

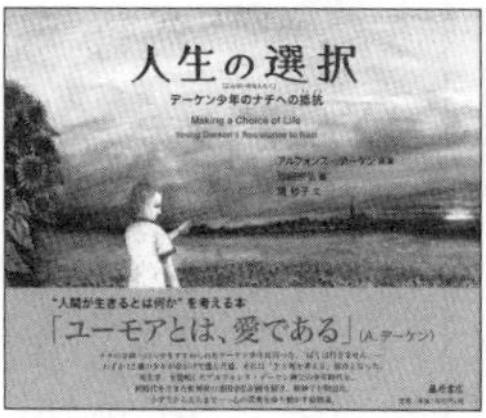

新しい中国観にむけて

日本の「世界化」と世界の「中国化」

日本人の中国観二千年を鳥瞰する

小倉和夫

　古代から現代まで、"新しい中国観"の確立が急務である今、二千年前から続く関係史を鳥瞰し、"日本が中国とどう向き合ってきたのか"を探る労作。

四六上製　三五二頁　二七〇〇円

大好評『範は歴史にあり』に続く、第二弾

宿命に生き 運命に挑む

橋本五郎（読売新聞特別編集委員）

　歴史と書物に学ぶ自在な筆はそのままに、先人や同時代人の真摯な生き方への敬慕と共感をあたたかく、やわらかく書き留める、名コラム集第二弾！　政治論、ジャーナリズム論、そして政治家、思想家・作家を縦横に綴る人物論を集成。

四六上製　三七六頁　二六〇〇円

沖縄・女性の視点から見つめ直す

新しいアジアの予感

琉球から世界へ

安里英子

　琉球という己れの足元を深く掘り下げ、同時にアイヌ、台湾、朝鮮半島、日本とのつながりを、民俗・生活の根源にある"自然""いのち"から、一つ一つたどり直す。琉球に生まれた女性が、日本列島の南と北を結ぶ。

四六上製　三六八頁　二八〇〇円

日本社会の欠落を鋭く突く

金時鐘コレクション（全12巻）

７ 在日二世にむけて

「さらされるものと、さらすものと」ほか　文集Ｉ

金時鐘　［解説］四方田犬彦

　在日二世への文学論、朝鮮人が日本語で書く意味、朝鮮語教員の体験……五〇～七〇年代後半の評論集。単行本未収録稿ほか。

口絵二頁
［月報］鄭仁／高亨天／音谷健郎／大槻睦子
四六変上製　四三二頁　三八〇〇円

読者の声

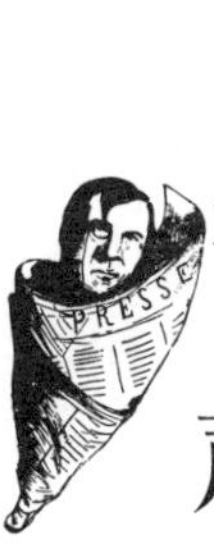

[イベント]10／23

映画『回生』上映&講演■

▼大変良い映画ならびに講演、社長のお話でした。監督の話も映画を補完するものでした。

内発的発展論の思想に三つの根源があることもよくわかり、なんといっても鶴見和子氏の肉声（映画の中で）が聞けたこともよかったです。

又、石牟礼さんとのかかわりもよくわかりました。

映画の自然の映像がとても美しいですね。　（東京　**新井恭子**）

▼日本の近代化について色々と読んでいく中で、鶴見さんの内発的発展論に接し感銘を受けた記憶が有ります。十分に理解できたわけでは有りませんが、ずっと心に残っていました。

今朝『朝日新聞』朝刊で今日の催しを知り、どうしても聴きたいと思い予定を変更して参加しましたが、来てよかったと改めて深く感じています。欧米の近代思想が現在動揺を余儀なくされているように見える中、鶴見さんの発想が今後どのように社会の動きにコミットしていくのか、楽しみでもあります。　（東京　**中澤俊弘**）

▼内発的発展論の話はとても興味深いです。鶴見和子のイメージしているものが分った気がする。

西洋近代の社会モデルの発展論は、プロティスタニズムを起点とし、モデルも理屈も、体系ができあがっているが、資本主義も含め、その限界が見えており、新しい社会モデルが求められている。そこにアニミズム、柳田、熊楠の取り組み、見ていたものをヒントに、近代西洋主義と対応できる社会理論を作ろうとしていることが良く分った。今の時代の突破口になるかもしれないと思った。

近代・現代の社会のかたちが、必然のものではなく、偶然こうなったと考えると、アニミズムベースの近代・現代があり得たかもしれないと思った。　（**檜垣清志**）

▼「鶴見和子」は文字（書かれたもの）で接する「対象」にすぎませんでした。今回の上映と講演で、亡くなられた方なのに生き生きとすぐそばに立ち現れる「存在」となりました。

「学問」「政治」「運動」のような難しいことがらではなく、人となりに共感することができ、「鶴見和子」が身近な隣人になったのは、喜ばしいことです。ありがとうございます。　（東京　**淺野昌規**）

兜太 vol.1■

▼先生が亡くなって、とても悲しい思いをしておりました。生前の書物を読み返していましたが、現代において、何かインパクトのある読み物を切望しておりました。

今回の創刊は、とてもタイムリーな企画だと思いました。末永く、継続して発刊してほしいと思います。　（東京　**佐々木敏雄**　71歳）

▼作句の心がまえが少しわかったような気がします。兜太さんの人柄の一端を知り、嬉しく思いました。次号が待たれます。　（兵庫　**岩谷八洲夫**　84歳）

▼兜太先生のご生前から企画されていたという本書。冒頭の「最晩年の金子兜太」の先生の慈愛に満ちたお姿に深く感動しました。先生の発言どおり掲載された生インタビューは、先生のそのままのお言葉を活字でたどることが出来てとてもよかったです。

「兜太追悼歌仙」や、宮崎斗士さんの先生のご生涯を辿られた文章など見所満載でした。次号が今から楽しみです。　（香川　専業主婦　**野﨑憲子**　64歳）

▼兜太さんを悼む、すばらしい本です。お倖せな兜太さん、感動！　さ

すがに藤原書店！
「彎曲し火傷し爆心地のマラソン」、「蝶墜ちて」、「無神の旅」、「一本のマッチ」（井口時男）、胸を打ちます。「アベ政治を許さない」の骨太の書、グットきます。長命でありがとうございました。父も俳人（風生門下）、「人に死し鶴に生れて冴え返る」（漱石～子規へのように）、鶴の潮鳴と呼ばれ、生涯を八代（山口）の鶴を詠み続け七十二歳で逝きました。（子規のような晩年。苦痛に耐えて……）

引鶴の声の残れる虚空かな（若葉巻頭句）

貧しくも、他人のために句の灯をともし続けた（死の六日前までも）誠実な人生を送りました。私も、人の死に会うと、蝶や蛍が魂の如くあらわれる。（山口　**三宅阿子**　77歳）

▼小生の知らない兜太先生を知り感動しております。不肖の弟子でした。（三重　**稲葉千尋**　72歳）

▼編集内容に納得。今後に期待しています。（東京　**竹内實昭**　82歳）

▼充実した内容の一冊で、毎日楽しみによんでおります。

執筆者の方々の兜太氏に対する尊敬の念や親愛の情がいっぱいである事を感じております。（東京　**中原三津子**）

▼トラック島、職場（日銀）、俳壇という三カ所での世界（じぶんが居た、いわばかつての居場所）をとおしてのさけられぬ生活体験――いやが応でも、おのがじし生活の中から、自然にわきでていた氏のことばと行動の数々、それはあくまでも全く気おいのないふつうのことばで語り続けてきたその「思想の核」とは――そのことをとくと考えるようすがとも感じた次第である。（香川　**西東一夫**　82歳）

▼兜太ファンの方には最高の本です。次号も楽しみです。

書名がいい！（埼玉　**増田信雄**　80歳）

▼野間宏の会に入っていて、数年前には座・高円寺のシンポジウムに参加することができました。学生時代の友人と二人、感慨深いものがありました。

そして、今度は地元熊谷ゆかりの尊敬する金子兜太師の雑誌が創刊されました。これもご縁かと思い、久しぶりに有楽町まで出かけました。感謝申し上げます。

（埼玉　ライター、ヘルパー　**小川美穂子**　60歳）

東京に「いのちの森」を！■

▼五〇年前のこと――一九六八年のパリ・五月革命――を思い出しました。多くの落書が書かれました。その中の一つに文人のシャトーブリアンの引用があります。……森林が文明に先立ち、文明の後に沙漠が続く……パリの学生のセンスに感心しました。もう一つ。明晰とは太陽に近い傷である……東京はもはや世界一位の大都市ですが、内部には森がないという状態です。宮脇さんに全面賛同します。（東京　**木村修**　71歳）

〈画文集〉第70代横綱日馬富士　相撲道■

▼この本は買ってよかった。

類書を見ない。九月三十日の断髪式のニュースを見ても、日馬富士が尊重されていることが良くわかる。時々読み直したい。（埼玉　**山本孝志**）

苦海浄土　全三部■

▼私、藤原書店の存在を知りませんでした。石牟礼道子さんの作品をたくさん出版しているということで、社長がいかなる人物か概ねわかります。

石牟礼氏の作品、出版下さり、誠に有難うございます。恐らく、経営は厳しいと思われますが、社長の矜持を感じさせる出版を続けて下さい。（千葉　**戸田まり子**　64歳）

『機』二〇一八年十月号■

▼「昭和十二年学会」設立との由、いわゆる〝昭和史〟全般の見直しも

やっと活発となった昨今、同学会の設立は大いに意義あることと思います。『機』十月号掲載の趣意書には「～イデオロギーにとらわれない公平・公正な研究」とあり、これこそが最も望むところです。

今後の活動に期待しております。

（北海道　**村山功一**　74歳）

※みなさまのご感想・お便りをお待ちしています。お気軽に小社「読者の声」係まで、お送り下さい。掲載の方には粗品を進呈いたします。

書評日誌（一〇・一三～一二・一）

㊕ 書評　㊇ 紹介　㊆ 関連記事
Ⓣ テレビ　㋑ インタビュー

一〇・一三～　㊆共同配信「兜太を語りTOTAと生きる」（「兜太俳句の遺産と未来」／「後継誌創刊、追悼イベント」）

一〇・一三　㊇公明新聞「評伝　横井小楠」

一〇・一三　㊇朝日新聞［「回生」上映会］（「鶴見和子さん 学問と生涯たどる映画」／「生誕100年記念 本人の語り中心に構成」／「きょう高円寺で」）

一〇・二七　㊇信濃毎日新聞「兜太」（「文化」／「世界を魅了した俳人の足跡をたどる」）

一〇・二八　㋑毎日新聞「横田喜三郎」（「自由主義知識人が教えるもの」／片桐庸夫、井上卓弥）

一〇・二九　㊆毎日新聞［「回生」上映会］（「詩歌の森へ」／「鶴見和子生誕100年」／酒井佐忠）

一〇月号　㊇角川 俳句「兜太」（「雑誌『兜太 Tota』創刊」）
㊆月刊 俳句界「兜太」（「俳句界トピックス」／『兜太Tota』創刊」）

一一・一　㊕文藝春秋「処女崇拝の系譜」（「ジュリエット、シャルロッテ……西欧が夢見た『乙女』たち」／出口治明）
㊇福竜丸だより「医師が診た核の傷」

一一・五　㊇日刊ゲンダイ「医師が診た核の傷」
㊆朝日新聞「改訂を重ねる『ゴドーを待ちながら』」（「吉田秀和賞に堀さん」）
㊆毎日新聞「改訂を重ねる『ゴドーを待ちながら』」（「堀真理子さん著書に吉田秀和賞」）

一一・八　㊆読売新聞「改訂を重ねる『ゴドーを待ちながら』」（「吉田秀和賞に堀教授」）
㊆毎日新聞（大阪本社版）（夕刊）「現場とつながる学者人生」（「憂楽帳」／「ザ・市民運動家」／高村洋一）

一一・一〇　㊇毎日新聞（夕刊）［兜太と未来俳句のための研究フォーラム］（「もよおし　EVENTS」）

一一・一六　㊕希燦時「医師が診た核の傷」（「特集 近頃の話題 etc」／藤田修）
㊇日本農業新聞「もう「ゴミの島」と言わせない」

一一・一九　㊆読売新聞［藤原書店］（「藤原書店社長に仏学士院から賞」）

一一・二三　㊆朝日新聞「幻滅」（「天声人語」）

一一・二四　㊆朝日新聞「空と風と星の詩人　尹東柱評伝」（「みちのものがたり」／「詩人・尹東柱が歩んだ道」／「魂の思索続けて27歳で獄死」／「東北アジアで共有される詩」／林るみ）

一一・二五　㊇東京新聞「東京に「いのちの森」を！」

一二月号　㊆角川 俳句［兜太を語りTOTAと生きる］

一二・一　㊆月刊俳句界［兜太を語りTOTAと生きる］（「俳句界ニュース」）

二〇一八年　㊆市政研究「現場とつながる学者人生」（加藤英一）
㊕18世紀学会「読書する女たち」（玉田敦子）

二月新刊予定

身体・物・技術の人間学の金字塔

作ることと使うこと

生活技術学

A・G・オードリクール

山田慶兒訳

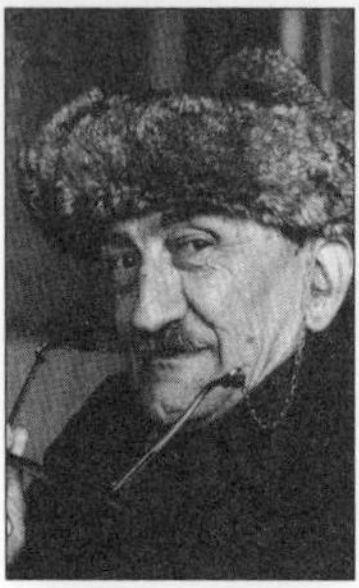

農学・人類学・言語学を股にかける著者ならではの圧倒的博識に基づいて、M・モースの提唱した「技術学」を定立し、実体化し、その全貌を明かす必読の論集。日常生活・遊び・スポーツ・祭礼等の中に現在も息づく、身体・物・技術の関係に豊富な具体例から多角的に迫る。

石牟礼道子の芸能的側面とは?

石牟礼道子と芸能

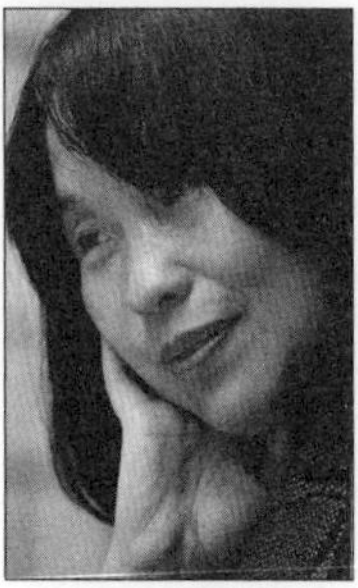

昨年二月に逝去された石牟礼道子さん。新作能や狂言を書き、自身も絵や歌が堪能だった石牟礼さんだが、その文学世界もまた、映像・音楽・語りなどで立体的に表現することによってさらに奥深く、大きな広がりをもって観る者に感銘を与えてきた。小社主催の催し・講演の記録を集成。赤坂憲雄/赤坂真理/池澤夏樹/いとうせいこう/鎌田慧/最首悟/坂本直充/高橋源一郎/田口ランディ/田中優子/町田康/三砂ちづる/栗原彬 ほか

文学に恋した仏文学者の痛快なエッセイ集

女とフィクション

山田登世子

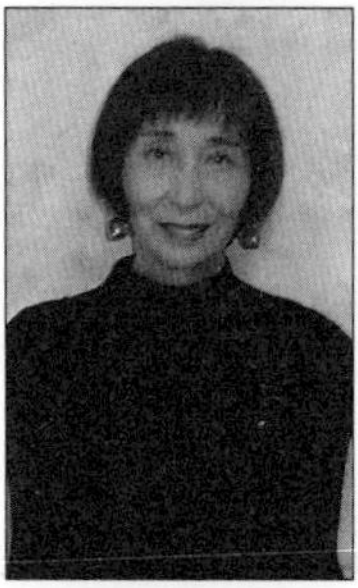

書物をこよなく愛したフランス文学者が、モーパッサン、デュマ、バルザック、ゾラからコレット、デュラスまでを参照しつつ、「文学の中の女」/「女の文学」という視座から、愛と性、美徳と悪徳、虚構と現実、そして時代・風俗・社会を鮮やかに斬る。大好評『モードの誘惑』、『都市のエクスタシー』に続く、単行本未収録論考集成、第三弾!

日本最大の在日朝鮮人の集住地から

金時鐘コレクション(全12巻)

④「猪飼野」を生きるひとびと

『猪飼野詩集』ほか未刊詩篇、エッセイ

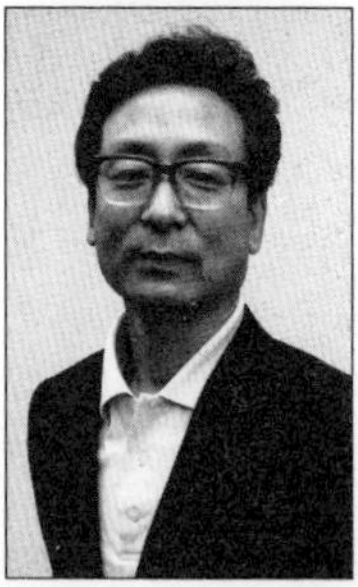

日本最大の在日朝鮮人集住地、大阪「猪飼野」に暮らす人々を描いた連作『猪飼野詩集』(一九七八年)。「人々は銘々自分の詩を生きている」——在日の人々それぞれの喉元につかえる詩を、生き生きと表現。

〈解説〉冨山一郎

〈新規著者インタビュー〉「在日朝鮮人の源流」

[第5回配本]

*タイトルは仮題

1月の新刊

タイトルは仮題、定価は予価。

中村桂子コレクション いのち愛づる生命誌（全8巻） 発刊

Ⅴ あそぶ 12歳の生命誌 内容見本呈
〈解説〉養老孟司
〈月報〉赤坂憲雄／大石芳野／川田順造／西垣通 口絵2頁
四六変上製 二九六頁 二二〇〇円

死とは何か㊤ ＊
一三〇〇年から現代まで
M・ヴォヴェル 立川孝一・瓜生洋一訳
A5上製 五九二頁 六八〇〇円

「琉球文明」の発見 ＊
海勢頭豊
四六上製 二五六頁 二二〇〇円

地域の医療はどう変わるか ＊
日仏比較の視点から
Ph・モッセ
原山哲・山下りえ子訳
四六上製 一七六頁 二八〇〇円

「雪風」に乗った少年 ＊
十五歳で出征した「海軍特別年少兵」
西崎信夫著 小川万海子編
四六上製 三二八頁 二七〇〇円

2月以降新刊予定

死とは何か㊦ ＊
一三〇〇年から現代まで
M・ヴォヴェル 立川孝一訳

作ることと使うこと ＊
生活技術学
A-G・オードリクール 山田慶兒訳

金時鐘コレクション（全12巻） 内容見本呈
4 「猪飼野」を生きるひとびと ＊
『猪飼野詩集』ほか未刊詩篇、エッセイ
〈解説〉冨山一郎

女とフィクション ＊
山田登世子

石牟礼道子と芸能 ＊
赤坂憲雄／赤坂真理／いとうせいこう／田中優子／町田康 ほか

好評既刊書

生命科学の未来 ＊
がん免疫治療と獲得免疫
本庶佑 対談＝川勝平太
B6変上製 二四〇頁 二二〇〇円

日本の「世界化」と世界の「中国化」 ＊
日本人の中国観二千年を鳥瞰する
小倉和夫
四六上製 三五二頁 二七〇〇円

新しいアジアの予感 ＊
琉球から世界へ
安里英子
四六上製 三六八頁 二八〇〇円

宿命に生き 運命に挑む ＊
橋本五郎
四六上製 三七六頁 二六〇〇円

人生の選択 ＊
デーケン少年のナチへの抵抗
A・デーケン＝原案
池田宗弘＝画 堀妙子＝文
A4変上製 三六頁 一八〇〇円 オールカラー

静寂と沈黙の歴史
ルネサンスから現代まで
A・コルバン
小倉孝誠・中川真知子訳 小倉孝誠解説 カラー口絵8頁
四六変上製 二二四頁 二六〇〇円

芸の心
能狂言 終わりなき道
野村四郎
山本東次郎 笠井賢一編 カラー口絵8頁
四六上製 二四〇頁 二八〇〇円

＊の商品は今号に紹介記事を掲載しております。併せてご覧戴ければ幸いです。

書店様へ

▼本年もよろしくお願い申し上げます。引き続きのご支援、ご協力、何卒よろしくお願い申し上げます。
▼12/16(日)NHKラジオ第一「ラジオ深夜便」で永江朗さんが**内山章子**さんの『**看取りの人生**』を絶賛紹介！ ご注文お問合せが殺到しております。稀有な一族（鶴見家）を「黒子」として見送ってきた著者の90年の半生！ 話題の**鶴見俊輔**さんの評伝や、**鶴見和子**さん『**遺言〈増補新版〉**』とともに是非コーナーでのご展開を！
▼二〇一八年ノーベル生理学・医学賞を受賞された**本庶佑**さんの『**生命科学の未来**』が配本直後から大反響！ 授賞式報道以降も今後パブリシティが続々！ パネルやPOP等拡材もご用意いたしておりますので、理工ジャンルだけでなく、新刊話題書コーナーやノンフィクションの棚でもさらに大きくご展開ください！
▼昨年10月刊『**昭和12年とは何か**』が早くも重版！ 日本にとって運命の年、昭和12年を世界史の中で改めて俯瞰する新しい試みの本書。歴史・社会の棚でともに是非ご展開ください。 **（営業部）**

石牟礼道子さん一周忌

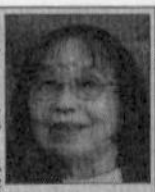

映画上映＆対談の集い

■第Ⅰ部　映画　石牟礼道子・自作品朗読
「しゅうりりえんえん　水俣　魂のさけび」
（出演・朗読）石牟礼道子（２００４年作）
■第Ⅱ部　語り　**赤坂真理**（作家）
■第Ⅲ部　対談　「石牟礼道子とは何者か」
吉増剛造（詩人）　**今福龍太**（文化人類学）
〈演奏〉金大偉（音楽）　原郷界山（尺八）
【日時】3月1日（金）18時半開会（18時開場）
【場所】座・高円寺2（中央線「高円寺」5分）
【参加費】二千円／学生千五百円　＊申込先着順

内田義彦　没30年

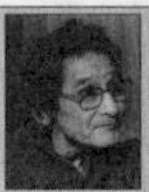

生きることは学ぶこと

〈基調講演〉「内田義彦の世界」**花崎皋平**
〈朗読〉**坪井美香**（女優）　**笠井賢一**（演出）
〈シンポジウム〉**中村桂子**「生命誌と内田義彦」
三砂ちづる「内田義彦と学び」
稲賀繁美「芸と内田義彦」
佐藤岳晶「音楽と内田義彦」
田中秀臣「三浦梅園と内田義彦」
山田鋭夫「内田義彦の『経済学』」
【日時】3月16日（土）13時半開会（13時開場）
【場所】アルカディア市ヶ谷（私学会館）
【参加費】三千円／学生千五百円　＊申込先着順

出版随想

▼フランスの土を一五年ぶりに踏んだ。日本の報道からして熱い、危険なパリを想像していたが、到着した十二月四日火曜日のパリは、意外に静かな佇まいだった。空港からパリのシャンゼリゼ大通りに入って凱旋門の周りを廻ったが、数日前の喧騒の跡形すらわからなかった。現地の方の話だと、あのデモは、土曜日だけなのでそれ以外は平常ですよ、とのこと。日本のメディア報道からは、「パリ燃ゆ」の状態じゃないかと思ったが、現実は違った。現在のように、メディアが海外の情報を逸早く報道することに生存を賭けているような時代は、その情報をつい鵜呑みにする。情報化社会の陥穽である。「百聞は一見に如かず」という諺もあるように、自分の目で見、観察することからすべては始まることを、今一度確認することができた。

▼三泊四日のパリの滞在は忙しかった。翌日は、「感性の歴史家」アラン・コルバン氏、歴史人口学者のエマニュエル・トッド氏、レギュラシオンの旗手ロベール・ボワイエ氏夫妻と。久々の再会で、積もる話に花を咲かせたり大いに議論を楽しんだ。

▼六日は、アカデミー・フランセーズでの授賞式が午後から催された。十七世紀に創設されたというところだから入場も厳戒を極めた。その会議場には招待者のみ、撮影・録音禁止という厳粛な状況の中で式は進められた。駐仏日本大使も出席しておられたが、「招待がないと私もここに入れません」と。最初進行役による受賞者の紹介があり、その後、終身幹事長のエレーヌ・カレール＝ダンコース女史によるアカデミー・フランセーズの歴史についてのスピーチがあった。その後、楽しいレセプションがあった。女史とは二〇余年ぶりの再会。齢九十近いかもしれないが、アカデミー・フランセーズの制服に身を包んだ女史は、姿勢も正しくまったく老いを感じさせない若々しさであった。最近『ドゴール将軍とロシア』を出版したと。プーチンについてどう思いますか?と訊くと、ニヤリとし、今書いている最中よと。楽しみである。傍らに、ケベックの国民作家ダニー・ラフェリエールが凛々しい制服に身を包んでにこやかに立っておられた。至福のひとときであった。（続）（亮）

●〈藤原書店ブッククラブ〉ご案内●
▼会員特典は、①本誌『機』を発行の都度ご送付／②（小社への直接注文に限り）小社商品購入時に10％のポイント還元／③送料のサービス。その他小社催しへのご優待等。詳細は小社営業部まで問い合せ下さい。
▼年会費二〇〇〇円。ご希望の方はその旨お書添えの上、左記口座までご送金下さい。
振替・00160-4-17013　藤原書店